# Erste Hilfe bei
# Fersensporn und Plantarfasziitis

**Allgemeine Hinweise:**

Aus Gründen der besseren Lesbarkeit wird auf eine geschlechtsneutrale Differenzierung verzichtet. Entsprechende Begriffe gelten in Sinne der Gleichbehandlung für alle Geschlechter ohne Wertung.

Das vorliegende Buch wurde sorgfältig erarbeitet. Dennoch erfolgen alle Angaben ohne Gewähr. Weder die Autorin noch der Verlag können für eventuelle Nachteile oder Schäden, die aus den im Buch vorgestellten Informationen resultieren, Haftung übernehmen.

Sollte diese Publikation Links auf Webseiten Dritter enthalten, so übernehmen wir für deren Inhalte keine Haftung, da wir uns diese nicht zu eigen machen, sondern lediglich auf deren Stand zum Zeitpunkt der Erstveröffentlichung verweisen.

RICARDA RAPP

# + ERSTE HILFE bei Fersensporn und Plantarfasziitis

PRÄVENTION
SYMPTOME
BEHANDLUNG

Meyer & Meyer Verlag

**Erste Hilfe bei Fersensporn und Plantarfasziitis**

Bibliografische Information der Deutschen Bibliothek
Die Deutsche Bibliothek verzeichnet diese Publikation in der Deutschen Nationalbibliografie; detaillierte bibliografische Details sind im Internet über <https://www.dnb.de> abrufbar.


Auckland, Beirut, Dubai, Hägendorf, Hongkong, Indianapolis, Kairo, Kapstadt, Manila, Maidenhead, Neu-Delhi, Singapur, Sydney, Teheran, Wien

Member of the World
Sport Publishers' Association (WSPA)
Gesamtherstellung: Print Consult GmbH, München

MIX
Papier | Fördert gute Waldnutzung
FSC® C084279
www.fsc.org

ISBN 978-3-8403-7899-7
E-Mail: verlag@m-m-sports.com
www.dersportverlag.de

# INHALT

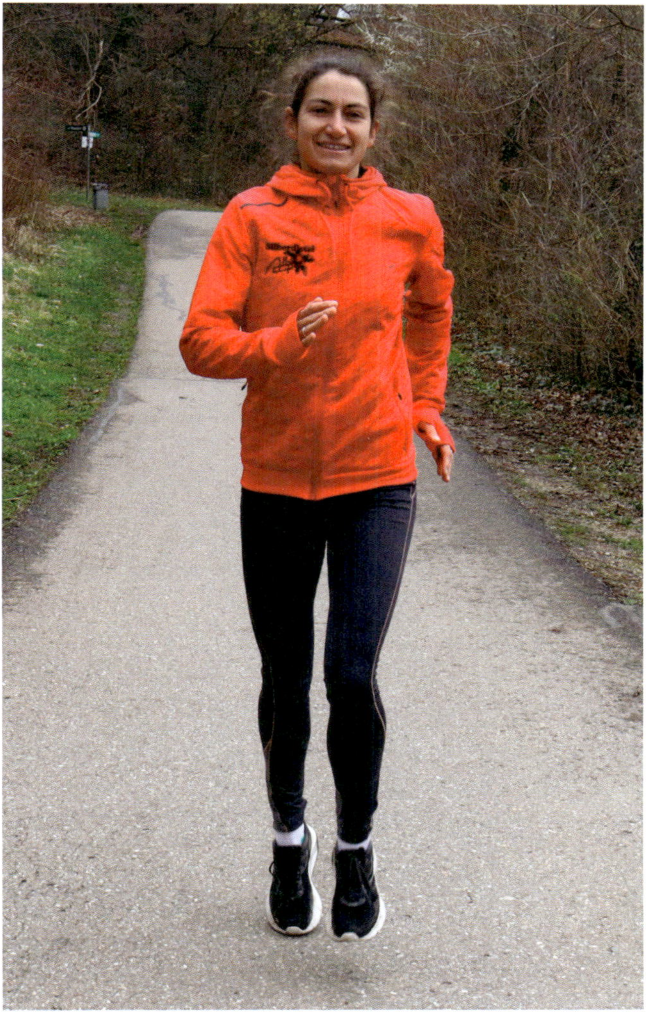

# VORWORT

Plantarfasziitis oder Fersensporn – besonders für Sportler eine gefürchtete Diagnose, wird doch an verschiedenen Stellen eine Dauer von bis zu anderthalb Jahren prognostiziert. Schmerz- und entzündungshemmende Medikamente sind keine Mittel, um den Ursachen zu Leibe zu rücken. Wie bei vielen anderen Leiden auch, trägt eine reine Schonpause wenig zur Besserung der Leiden bei. Eine Bekämpfung der Beschwerden bei ihren Ursachen erfordert auch die Bereitschaft, selbst etwas zu tun.

Im Internet findet man einige „Wundermittel", die die Beschwerden im Nu und mit wenig Aufwand verschwinden lassen sollen – meine persönliche Erfahrung hat mich hiervon nicht überzeugt.

Als begeisterte Sportlerin wollte ich nichts unversucht lassen, die Einschränkungen durch die Fußschmerzen so schnell wie möglich wieder loszuwerden. An verschiedensten Stellen habe ich Tipps und Lösungsansätze gesucht, erfragt und ausprobiert. Viele Versuche blieben erfolglos, doch mit dem in diesem Buch dargestellten Trainingsprogramm konnte ich die Plantarfasziitis in einigen Wochen in den Griff bekommen und nach zwei Jahren sogar beschwerdefrei meinen ersten Marathon laufen.

Während meiner Suche und Recherchen habe ich erfahren, dass auch viele andere Menschen auf der Suche nach der Lösung für ihr „Fußproblem" sind. Hiermit möchte ich meine Erfahrungen teilen und es auch anderen ermöglichen, davon zu profitieren.

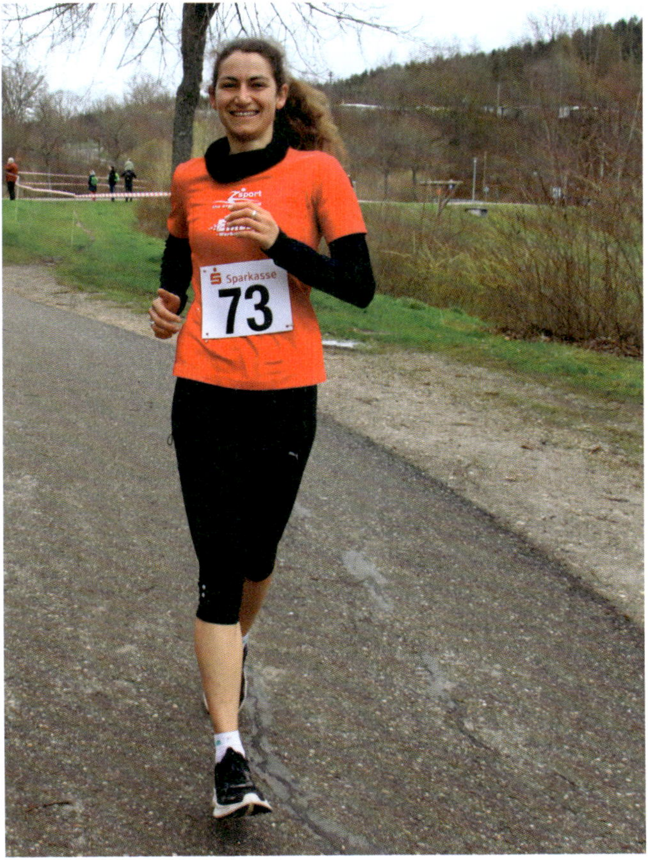

# 1

# DER MENSCHLICHE FUSS

Wir gehen und stehen auf unseren Füßen, tanzen, springen, kicken mit ihnen, selbst beim Autofahren kommen sie zum Einsatz. Doch was unsere Füße leisten, merken wir meistens erst, wenn sie uns Probleme bereiten.

Unsere Füße tragen nur im Stehen unser Körpergewicht – bereits beim einfachen Laufen werden sie mit einem dreifachen Gewicht davon belastet.

Angenommen, Sie erreichen täglich das von der WHO empfohlene Maß von 10.000 Schritten und jeder Ihrer Schritte wäre etwa 80 Zentimeter lang, so sind das ungefähr acht Kilometer, die Sie täglich zurücklegen und eine jährliche Entfernung von 2.920 Kilometern. Pflegen Sie diese Gewohnheit etwa von Ihrem 20. bis zu Ihrem 70. Lebensjahr, so kommen Sie auf insgesamt 146.000 Kilometer. Somit hätten Sie die Erde auf der Äquatoriallinie fast 23-mal umrundet. Um wie viel mehr überschreiten Sie wohl dieses Maß, wenn Sie nicht nur das Mindestmaß an Schritten zur Erhaltung der Gesundheit erfüllen, sondern eventuell sogar Laufsport betreiben?

Zeit also, dem menschlichen Fuß etwas Aufmerksamkeit zu widmen und Ihre Füße entsprechend zu pflegen, damit es weiterhin heißen kann: Läuft bei mir!

## 1.1 Funktionen des Fußes

Dass unsere Füße uns durchs Leben tragen, dürfte nun hinreichend bekannt sein. Den größten Anteil der Last trägt hierbei der Rückfuß mit etwa zwei Dritteln, das restliche Drittel verteilt sich auf Vor- und Mittelfuß.

Zudem erfüllen unsere Füße eine dämpfende Funktion. Durch ihre Wölbung sind die Füße in der Lage, unser Körpergewicht und die Wucht unserer Schritte aufzufangen und optimal zu verteilen – hierbei spielt auch die Plantarfaszie eine bedeutende Rolle. Durch ihre dämpfende Funktion schützen die Füße sämtliche Gelenke vor Überbelastung und daraus resultierenden Folgeschäden wie Arthrose.

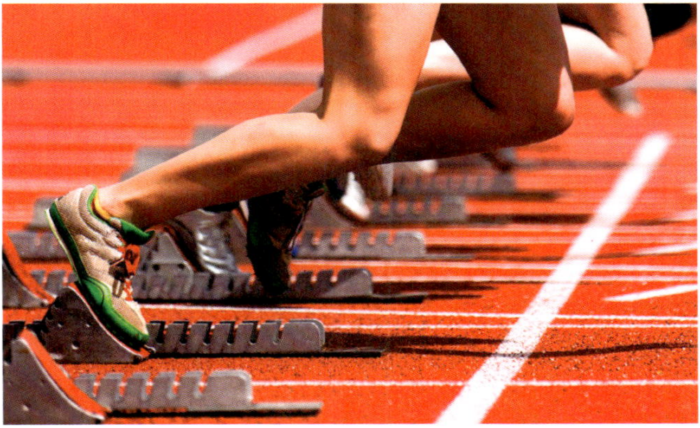

*Besonders beim Sprint entscheidend: Ein kraftvoller Start!*

Sind Sie Läufer? Dann hilft Ihnen ein gesunder und kräftiger Fuß, um stabil zu laufen und sich kraftvoll abzudrücken!

Eine weitere wichtige Funktion erfüllen unsere Füße durch ihren Beitrag zum Gleichgewicht. Fällt dies beim alltäglichen Gehen kaum ins Auge, so wird diese Funktion ganz besonders dann deutlich, wenn wir auf unebenem Gelände unterwegs sind, eventuell sogar in der Dunkelheit, und unsere Füße Unebenheiten ausgleichen und das Hinfallen vermeiden.

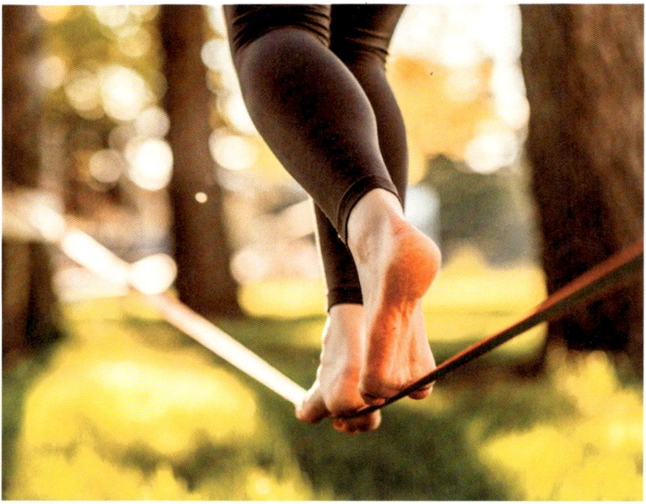

*Am deutlichsten ist die Gleichgewichtsfunktion der Füße beim Balancieren oder auch bei Übungen wie z. B. dem Einbeinstand zu sehen bzw. zu spüren.*

Außerdem sind unsere Füße wahre Feinfühler: Im Alltag meist in Schuhen verpackt, spüren wir beim Barfußlaufen jeden Stein. Bis zu 70.000 Nervenenden in unseren Füßen sorgen dafür, dass sie so sensibel sind. Lassen Sie sich einmal bewusst auf Ihre Füße als Antennen zur Welt ein und gehen Sie barfuß auf Naturboden wie z.B. am Strand oder aber in einem Barfußpfad.

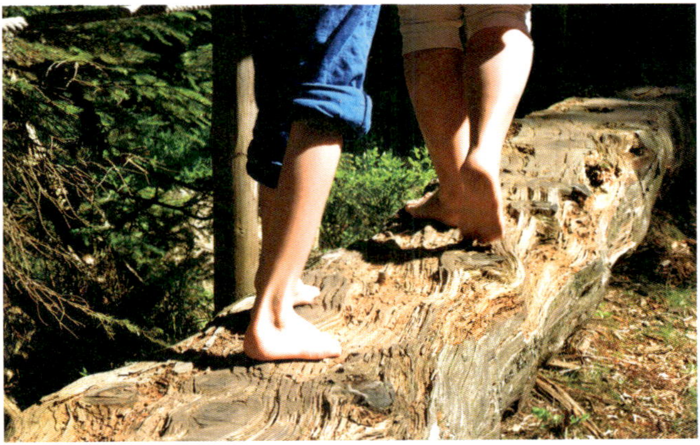

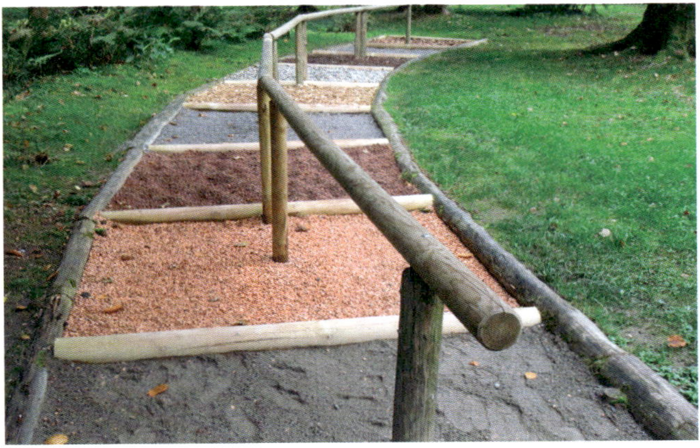

*Entdecken Sie die Welt mit Ihren Füßen – es ist ein Gewinn für Körper und Seele!*

**Vergessen Sie nicht:** Sie stehen auf Ihren Füßen! Der Fuß ist die Basis, die den gesamten Körper beeinflussen kann. Dass Fuß und Bein sehr eng zusammenhängen und Fußfehlstellungen oder Dysbalancen eine Auswirkung auf die Beine haben und z. B. Kniebeschwerden auslösen können, ist relativ nahe liegend. Jedoch wirken sich Bewegung und Stellung des Fußes auch auf das Becken und die Wirbelsäule aus. Vergleichbar mit einem Dominoeffekt können Ihre Füße daher Beschwerden in weit entfernten Regionen des Körpers auslösen! Sind Fehlhaltungen oder Ungleichgewichte sogar einseitig, verstärkt dies negative Auswirkungen noch.

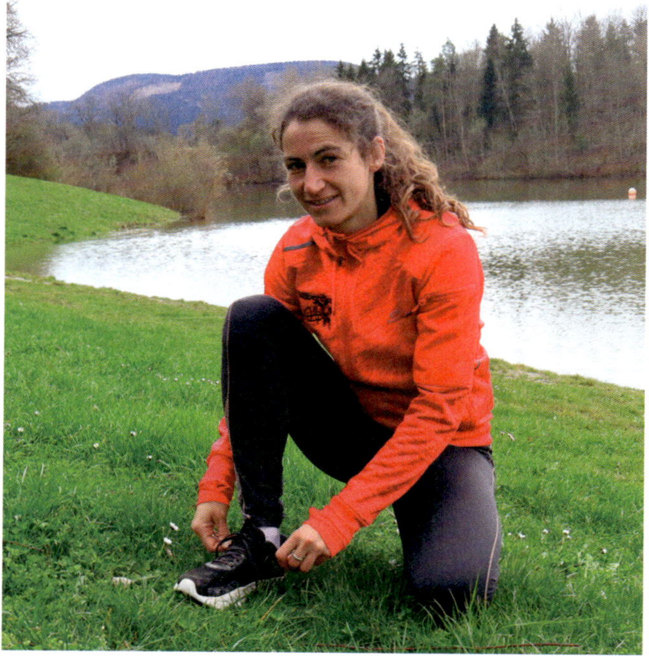

## 1.2 Aufbau des Fußes

Unter anderem können wir in unseren Füßen knöcherne, muskuläre und neurologische Bestandteile unterscheiden, die es in ihrem Zusammenspiel ermöglichten, dass unser Fuß uns sicher durchs Leben trägt.

### Der knöcherne Fuß

Der menschliche Fuß besteht aus 26 Knochen. Diese bilden 33 Gelenke, die von Bändern stabilisiert werden. Unter anderem sind dies das obere und das untere Sprunggelenk, die für das Beugen und Strecken sowie für die Ein- und Auswärtsbewegung des Fußes verantwortlich sind, sowie die Zehengelenke.

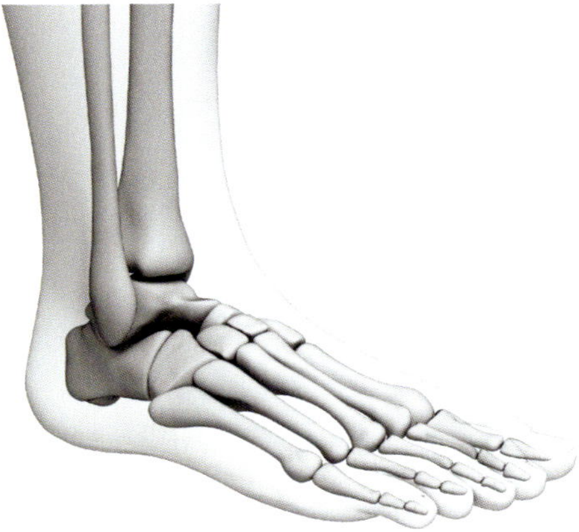

*Seitenansicht des knöchernen Fußes mit Schien- und Wadenbein*

Der Fuß kann in drei funktionale Einheiten eingeteilt werden:

1. Der Rückfuß, bestehend aus Ferse und Sprungbein (Sprunggelenk), trägt den Hauptanteil der Last des Körpers. Der Rückfuß ist verantwortlich für die Stabilität und verbindet Fuß und Bein.

   Sind wir im Alltag unterwegs, landen wir beim Gehen meist auf dem Rückfuß und rollen unseren Fuß nach vorne ab. Auch Fersenläufer landen auf dem Rückfuß, übrigens kein besonders gesunder Laufstil. Zwar motorisch anspruchslos, werden jedoch die dämpfenden Eigenschaften des Fußes kaum genutzt, sodass das Risiko für Überlastung von Gelenken, z. B. des Knies, und Folgeverletzungen und Beschwerden erhöht ist.

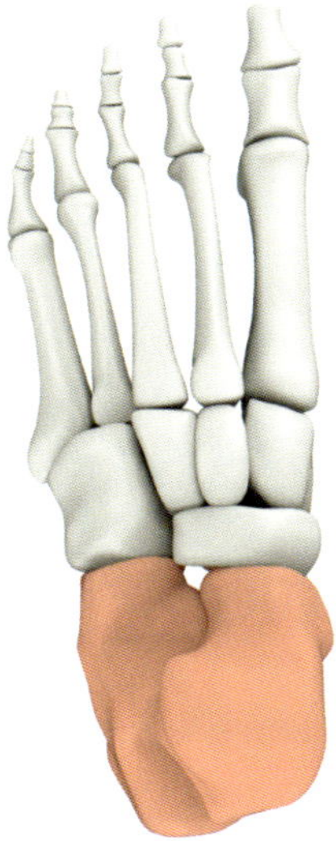

*Farbig markiert der Rückfuß*

2. Der Mittelfuß besteht aus fünf kompakten Knochen und ist besonders beweglich. Daher sorgt der Mittelfuß vor allem für die Mobilität des Fußes.

   Für Läufer besonders interessant ist, dass der Aufsatz auf dem Mittelfuß, der sogenannte *Mittelfußlauf*, derjenige mit der geringsten Verletzungsanfälligkeit ist. Die Belastung wird gleichmäßig verteilt und die Dämpfungseigenschaften des Fußes können voll genutzt werden. Darüber hinaus handelt es sich hierbei auch um den energieeffizientesten Laufstil!

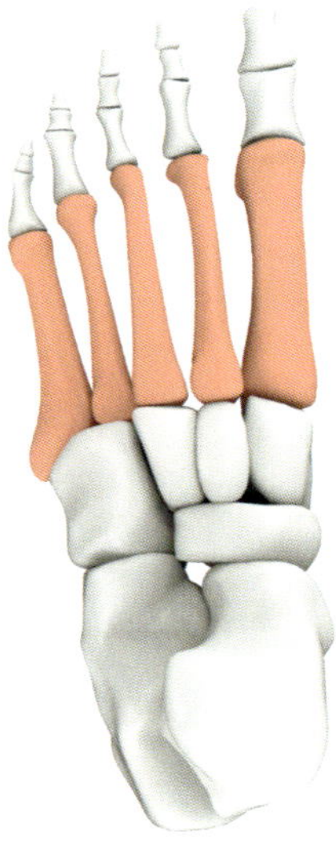

*Farbig markiert sind die Knochen des Mittelfußes.*

3. Der Vorfuß besteht aus den fünf Mittelfußknochen und den Zehen – jeweils bestehend aus drei Knochen, mit Ausnahme der Großzehe, die nur aus zwei Knochen besteht. Der Vorfuß ist die kräftigste Zone des Fußes und zugleich auch die sensibelste. Laufen wir barfuß, bietet sich das Gehen auf dem Vorfuß an, da Steinchen und Ähnliches sofort vorsichtig aufgespürt und somit vermieden werden können.

   Vor allem im Sprintbereich steht der Vorfußlauf für aktives und schnelles Vorankommen. Auf längeren Strecken steigert der Vorfußlauf jedoch das Verletzungsrisiko: Da eine hohe Belastung für Wadenmuskulatur, Achillessehne und Vorfuß vorliegt, die permanent unter Spannung sind, werden Achillessehnenentzündungen oder auch Plantarfasziitis und Fersensporn begünstigt.

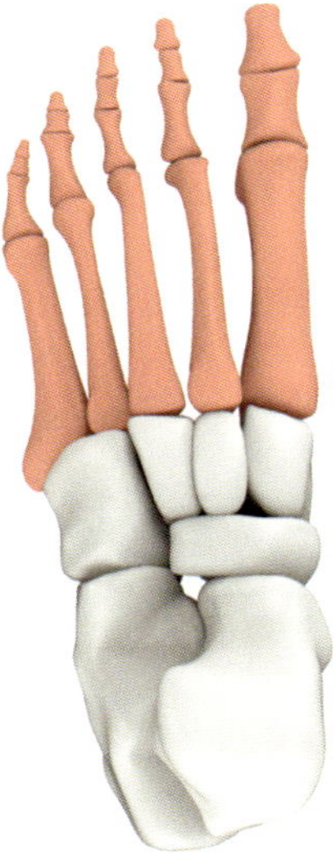

*Farbig markiert sind die Knochen des Vorfußes.*

## Die Fußmuskulatur

Der menschliche Fuß verfügt über Muskeln, die sowohl an der Fußsohle entspringen als auch enden, die sogenannten *kurzen Fußmuskeln*. Außerdem enden an Fußsohle, Fußrücken und Zehen auch Muskeln, die Fuß und Bein verbinden, die Waden- und Schienbeinmuskeln. Dieser Tatsache ist es geschuldet, dass wir Schmerzen an der Fußsohle verspüren können, obwohl die Schmerzursache gar nicht dort, sondern beispielsweise in einer verspannten Wadenmuskulatur liegt!

Obwohl wir unsere Fußmuskulatur bei jedem Schritt brauchen und nutzen, sind wir uns ihrer im Alltag kaum bewusst. Wenn wir längere Strecken barfuß gehen, optimalerweise in unebenem Gelände wie auf Rasen oder am Strand, so werden diese Muskeln gefordert und, vor allem danach, auch spürbar!

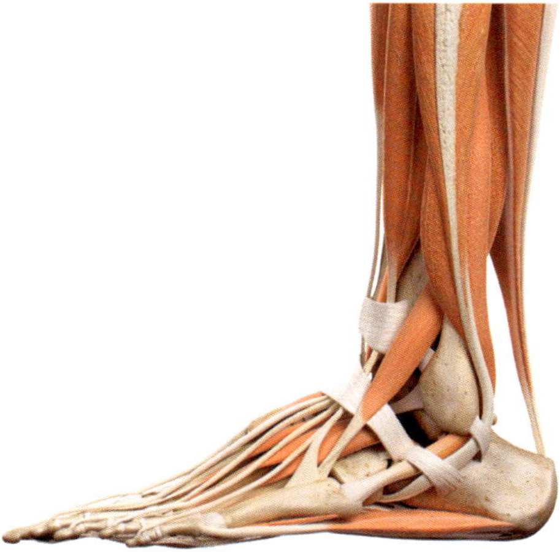

*Gut erkennbar aus dieser Perspektive: Einige Muskeln verlaufen vom Bein bis zum Fußrücken oder zur Fußsohle.*

Ebenso, wie wir unsere Fußmuskulatur kaum bewusst wahrnehmen, trainieren wir sie in den meisten Fällen auch nicht. Durch das feste Verpacken unserer Füße in Schuhen werden sie auch im Alltag kaum trainiert, was wiederum zu Fehlstellungen und Problemen führen kann. Allerdings sind auch unsere Fußmuskeln trainierbar – und entsprechende Beschwerden können durch gezieltes Training verbessert oder ihnen kann vorgebeugt werden.

## Die Fußgewölbe

Seine dämpfenden Eigenschaften erhält unser Fuß vor allem durch die Fußgewölbe. Diese sorgen auch dafür, dass sich die Füße Unebenheiten im Untergrund anpassen können. Dank der Fußgewölbe liegt der gesunde Fuß nicht platt auf dem Boden auf, sondern passt sich dynamisch der Belastung an.

Die Fußgewölbe sind durch die knöchernen Bestandteile des Fußes vorgeformt und werden durch Muskeln sowie die Plantarfaszie verspannt.

Man unterscheidet das Längs- und das Quergewölbe. Das Längsgewölbe verläuft an der Innenseite des Fußes vom Grundgelenk der Großzehe bis zur Ferse. An seiner höchsten Stelle ist es ungefähr 1-2 Finger breit vom Boden angehoben. Das Quergewölbe verläuft im Vorfuß durch die fünf Zehengrundgelenke, wobei die Grundgelenke des kleinen und großen Zehs deutlichen Bodenkontakt halten, die mittleren Zehengrundgelenke weniger.

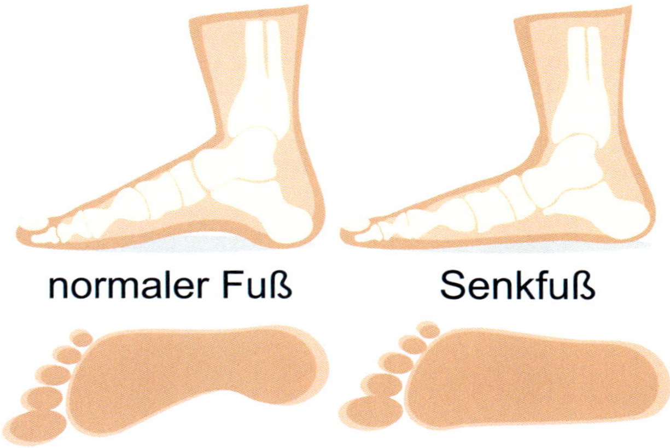


*Gut erkennbar: Der Abdruck des normalen Fußes ist aufgrund des Längsgewölbes leicht tailliert, das Quergewölbe sorgt dafür, dass der Vorfuß nicht über die Zehen hinaus verbreitert ist.*

Während der Belastung mit dem Körpergewicht flachen die Gewölbe etwas ab – das Quergewölbe ist unter Belastung kaum zu erkennen, wird der Fuß jedoch angehoben, sind die Gewölbe wieder deutlicher ausgeprägt. Man kann sie sich tatsächlich als Stoßdämpfer vorstellen.

Sind die Fußgewölbe abgeflacht, kann es zu verschiedenen Beschwerden kommen. Oft sind solche abgeflachten Fußgewölbe dadurch bedingt, dass unsere Füße keine Herausforderungen bekommen und die Muskulatur verkümmert. Auf meist ebenen Untergründen und dick besohlten Schuhen bekommen die Füße einfach kein Training.

Ist das Längsgewölbe des Fußes abgeflacht, so spricht man von einem Senkfuß, im extremen Fall sogar von einem Plattfuß. Die fehlende Dämpfung durch das abgeflachte Gewölbe sowie die gestörte Statik des Fußes kann zu Schmerzen an der Fußsohle führen. Außerdem können weitere Fehlstellungen und Beschwerdebilder, wie z. B. ein Hallux valgus, die Folge sein.

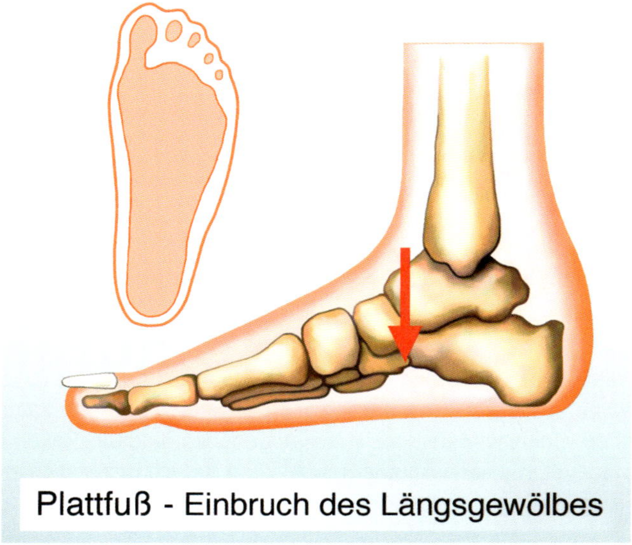


*Das abgeflachte Längsgewölbe offenbart sich beim Fußabdruck als eine sichtbare Verbreiterung der „Fußtaille" im Vergleich zum Normalfuß.*

Ist das Quergewölbe des Fußes abgeflacht, so spricht man von einem Spreizfuß. Die Fußmuskulatur ist nicht mehr in der Lage, das Gewölbe aufrechtzuerhalten und der Vorfuß flacht ab und verbreitert sich, da die Mittelfußknochen gespreizt werden. Ein Spreizfuß kann sich direkt durch Schmerzen beim Auftreten und Abrollen bemerkbar machen, jedoch auch zu weiteren Beschwerden führen. Eine Pantarfasziitis kann beispielsweise durch einen Spreizfuß mitbedingt werden, ebenso können durch den dauerhaften Druck auf die Nerven zwischen den Mittelfußknochen gutartige Nervengeschwulste („Morton Neurom") entstehen, die zu Taubheitsgefühlen in den Zehen führen können.

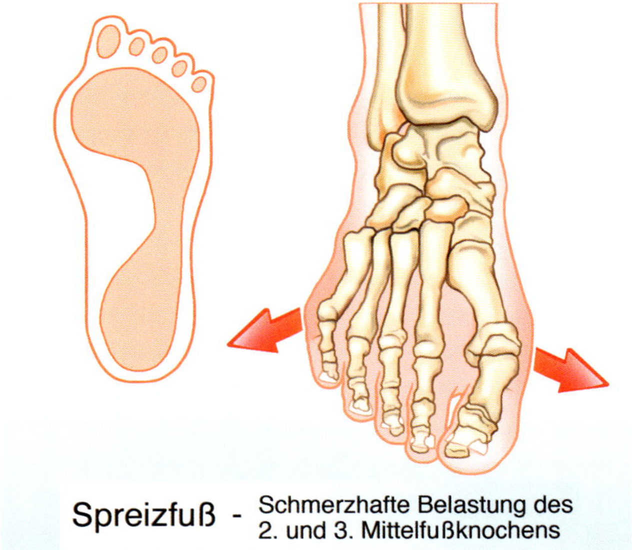


*Beim Fußabdruck eines Spreizfußes ist erkennbar, dass der Vorfuß im Vergleich zum Normalfuß leicht verbreitert ist.*

Die gute Nachricht sowohl beim Senk- als auch beim Spreizfuß sowie auch bei weiteren fehlstellungsbedingten Fußbeschwerden ist, dass sich diese durch konsequentes und systematisches Training der Fußmuskulatur oftmals in den Griff bekommen lassen.

## Die Fußreflexzonen

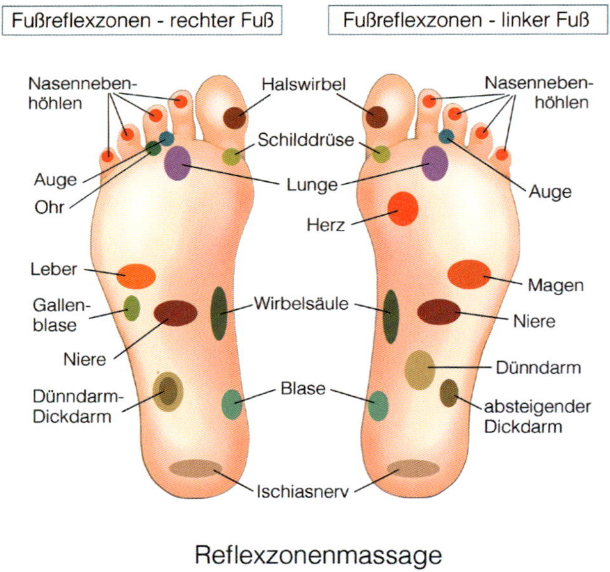


*Eine Auswahl der Reflexzonen an der Fußsohle. Die gesamte Fußsohle gilt als von Reflexzonen überzogen.*

Zusätzlich zu den bereits genannten Bausteinen des Fußes bietet sich an dieser Stelle ein kleiner Exkurs zu den Fußreflexzonen an. Bestimmten Zonen des Fußes, den Reflexzonen, werden hierbei jeweils Verbindungen zu bestimmten Organen oder Körperregionen zugeschrieben. Nach traditioneller asiatischer Medizin wird der gesamte Körper an der Fußsohle repräsentiert. Die Stimulation bestimmter Punkte an der Fußsohle soll es ermöglichen, andere Organsysteme zu beeinflussen.

# 2

# WAS IST EINE PLANTARFASZIITIS?

## 2.1 Von Muskeln und Faszien

Unser Körper funktioniert nicht in einzelnen, abgetrennten Bauteilen und Strukturen, sondern als Einheit. So ist auch das Konzept der myofaszialen Ketten zu verstehen.

Myofasziale Ketten sind Einheiten von Muskeln und Faszien. Unter Faszien versteht man faserige Komponenten unseres Bindegewebes, die in einem feinen Netzwerk unseren ganzen Körper durchziehen. Darunter sind neben subkutanem Bindegewebe (direkt unter der Haut) und Hüllen von inneren Organen und Zellen auch Muskelfaszien gefasst. Sie umhüllen Muskelfasern, Muskelfaserbündel und den gesamten Muskel, geben Form und gehen in Sehnen über.

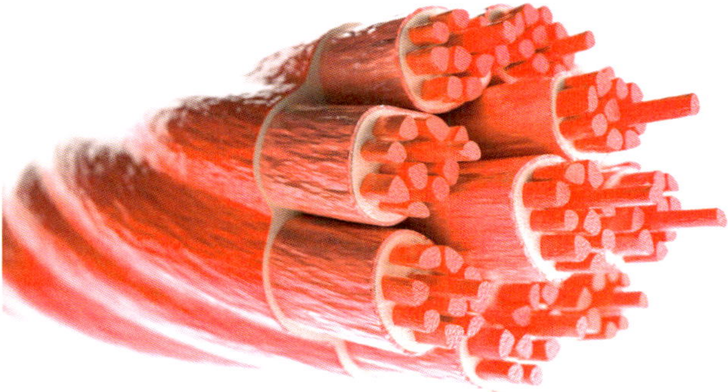

*Muskel, Muskelfaserbündel und Muskelfasern sind jeweils von Faszien umhüllt.*

Faszien können auf unterschiedliche Art geschädigt werden: Zu stark beanspruchte Faszien verkürzen sich, zu wenig genutzte Faszien (z. B. durch einen „sitzenden Lebensstil") verlieren ihre Struktur und verfilzen.

Myofasziale Ketten sind als zusammenhängende Strukturen zu verstehen. Sie funktionieren als Einheit und Störungen an einer Stelle können Reaktionen auch an anderen Stellen des Körpers hervorrufen. Vor diesem Hintergrund können Beschwerden ganzheitlich behandelt werden: Wenn man die anatomischen Zuglinien beachtet, kann man Schmerzen auch dann an ihrer Ursache behandeln, wenn diese gar nicht direkt am Schmerzpunkt liegt!

## 2.2 Die myofasziale Kette der Körperrückseite

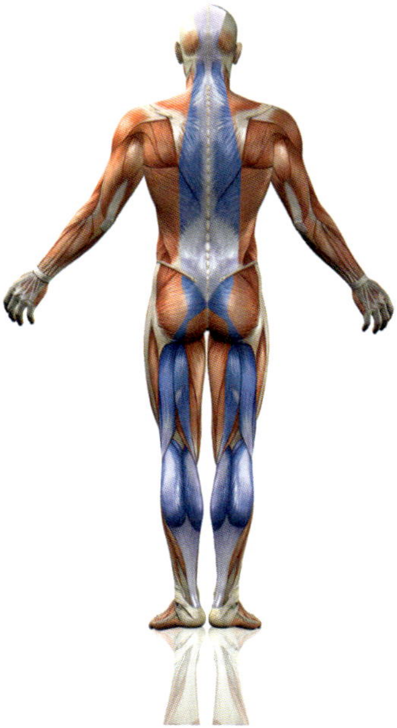

*Blau eingefärbt ist die myofasziale Rückenlinie zu erkennen.*

Die myofasziale Kette der Körperrückseite, die sogenannte *Rückenlinie*, ist die längste myofasziale Kette unseres Körpers. Sie durchzieht die gesamte Körperrückseite, beginnend an der Stirn und endend an der Fußsohle an den Zehenspitzen. Eine Störung an einer Stelle dieser Verbindung kann Schmerzen direkt am Ort der Störung, aber auch an entfernteren Stellen der Rückenlinie hervorrufen.

In diesem Kontext sind auch Schmerzen an der Fußsohle teilweise als Symptom einer Dysbalance an einer anderen Stelle der myofaszialen Rückenlinie zu verstehen.

## 2.3 Die Plantarfaszie

Die menschliche Fußsohle wird stabilisiert durch drei Muskelgruppen, die Muskeln im Großzehenfach (medial), im Mittelfach (mittlerer Fußsohlenbereich) und im Kleinzehenfach (lateral). Diese Muskelgruppen werden von einer Sehnenplatte, der Aponeurosis plantaris, bedeckt. Diese entspringt am Unterrand des Fersenbeins und strahlt breitfächerig nach vorne aus.

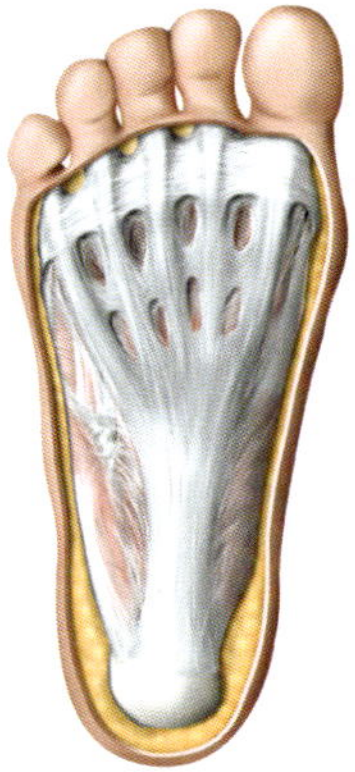

*Die Plantarfaszie*

Zusammen mit den Muskeln und Bändern verstärkt die Plantarsehne das Längsgewölbe des Fußes.

Ihrer Elastizität wird außerdem eine entscheidende Rolle für die gesamte Dynamik des Fußes zugeschrieben.

## 2.4 Plantarfasziitis

Bei einer dauerhaften Belastung der Plantarfaszie, beispielsweise durch verkürzte und dauerhaft stark angespannte oder verspannte Muskeln der Fußsohle oder auch der Beinrückseite, kann sich die Plantarfaszie entzünden. Eine solche Entzündung wird als **Plantarfasziitis** bezeichnet. Ist der Sehnenansatz dauerhaft überbelastet und entzündet, kann er verknöchern und es bildet sich ein sogenannter *plantarer Fersensporn*.

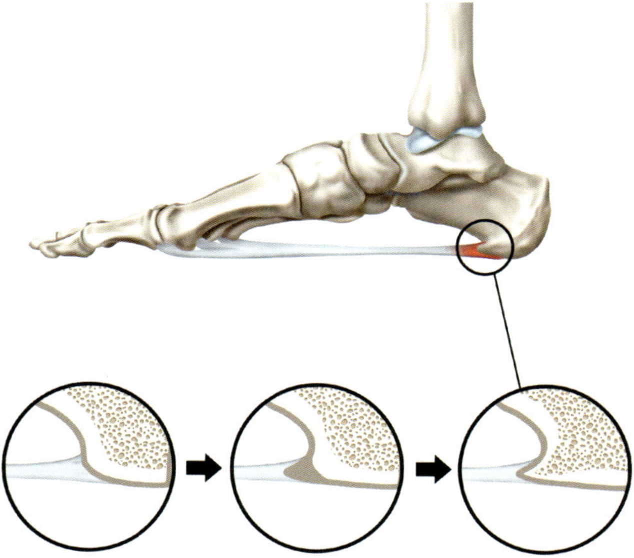

*Rot eingefärbt ist der Ansatz der Plantarfaszie am Fersenbein, der bei einer Plantarfasziitis entzündet ist. In der Bildfolge ist erkennbar, wie der entzündete Teil mit der Zeit verknöchert: Es entsteht ein Fersensporn.*

Während eine Plantarfasziitis äußerst schmerzhaft sein kann und die Beschwerden an der gesamten Fußsohle auftreten können, ist ein Fersensporn in der Regel meist nicht mehr schmerzhaft. Typisch für eine Plantarfasziitis sind Schmerzen in der Fußsohle beim Gehen und Laufen, morgendlicher Anlaufschmerz und ein schmerzhafter Zehenstand.

Eine Plantarfasziitis wird als in der Regel selbstlimitierend beschrieben, ein Abklingen mit oder ohne Therapie in 80 Prozent der Fälle innerhalb von 12-18 Monaten vorhergesagt.

Ursachen einer Plantarfasziitis sind meist Über- oder Fehlbelastungen. Diesen können verschiedene Faktoren zugrunde liegen.

Möglicherweise liegen die Ursachen in der Fußsohle selbst. Liegt ein Senk- oder Spreizfuß vor, ist die Dämpfung reduziert und die Plantarfaszie wird aufgrund des abgesenkten Fußgewölbes überbelastet. Eventuell ist auch die Plantarfaszie selbst nur unzureichend flexibel und verharrt in einer verkürzten Position.

Aufgrund des myofaszialen Zusammenhangs der kompletten rückwärtigen Muskulatur des Körpers ist es aber auch möglich, dass verkürzte oder dauerhaft angespannte Strukturen an anderer Stelle - beispielsweise der Wade oder des Oberschenkels - einen permanenten Zug auf die Plantarfaszie ausüben, was in einer Überlastung der Plantarfaszie resultiert.

## 2.5 Behandlungsmethoden

Konservative Sofortmaßnahmen zielen in erster Linie auf eine Linderung der Beschwerden, ohne das Problem Plantarfasziitis an seiner Wurzel zu greifen. So werden entzündungshemmende und schmerzstillende Medikamente eingesetzt, Kälteanwendungen oder orthopädische Einlagen mit einer Hohlbettung der schmerzenden Region.

Um der Plantarfasziitis längerfristig Herr zu werden, werden konservative Methoden angewandt, bei der Sie als Patient in der passiven Rolle sind. Kortisoninjektionen sollen die Entzündung eindämmen, können jedoch auch zu Schäden an der Plantarsehne führen. Bei einer Stoßwellentherapie werden die Schmerzrezeptoren im Fuß ruhiggestellt und das Gewebe zur Regeneration angeregt, ohne jedoch die Schmerzursache zu bekämpfen.

Darüber hinaus existieren Streckschienen, die die Spannung aus der Fußsohlenmuskulatur und eins der unteren Wadenmuskulatur nehmen sollen, indem dort auf eine Dehnung gesetzt wird. Da die Ursache einer Plantarfasziitis jedoch oft gar nicht in diesem Bereich liegt, wird sie in solchen Fällen auch nicht effektiv behandelt.

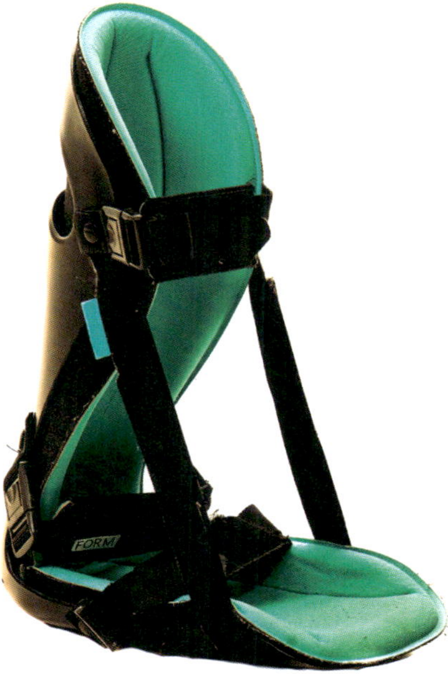


*Bei einer solchen Schiene wird der Vorfuß zum Körper gezogen, um die rückwärtigen Muskeln und Sehnen aufzudehnen.*

Um die Plantarfasziitis jedoch langfristig an ihren Ursachen zu bekämpfen, ist es am effektivsten, durch gezieltes Üben überlastete und verkürzte Partien zu kräftigen, zu dehnen und zu mobilisieren.

# 3

# WIE IST DAS ÜBUNGSPROGRAMM AUFGEBAUT?

Das Übungsprogramm zielt darauf ab, nicht nur die Schmerzen, sondern auch die Ursachen einer Plantarfasziitis zu bekämpfen. Hauptsächlich wird die rückwärtige Körpermuskulatur aufgedehnt, aber auch Kräftigungsübungen fließen in das Programm mit ein. Aufgrund der myofaszialen Zusammenhänge wird nicht allein der Fuß, sondern die Körperrückseite bis mindestens zum Becken behandelt.

Im Folgenden finden Sie zunächst ein Grundprogramm aus mehreren Übungen, das Sie **mindestens einmal täglich** durchführen sollten.

Zu den Übungen gibt es immer auch Varianten, sodass Sie Ihr Trainingsprogramm auch mit etwas Abwechslung gestalten können.

Wichtig ist, dass Sie das Übungsprogramm auch bei Abklingen der Beschwerden noch eine Weile weiterführen. Der Stoffwechsel in den Sehnen ist relativ langsam, sodass die Übungen circa sechs Monate konsequent durchgeführt werden sollten. Bei Anzeichen einer Rückkehr der Plantarfasziitis sollten Sie wieder verstärkt beginnen, zu üben. Das Übungsprogramm ist kein Wundermittel, je nachdem, wie schwer Ihre Plantarfasziitis ist, ist auch etwas Geduld erforderlich. Doch konsequentes Üben sollte innerhalb einiger Wochen zu einer deutlichen Besserung führen.

Anschließend finden Sie zusätzliche Übungen, die Sie ergänzend durchführen können und hauptsächlich auf eine Linderung der akuten Probleme zielen.

Zusätzlich finden Sie dann Übungen für die gesamte Körperrückseite, um die myofasziale Rückenlinie in ihrer Gesamtheit zu behandeln und zu trainieren.

Den Abschluss bilden Tipps, wie Sie Ihren Füßen außerdem etwas Gutes tun können und Ihre Füße dauerhaft gesund, schmerzfrei und leistungsstark erhalten können.

**Mein Rat:** Greifen Sie diese Anregungen auf und beherzigen Sie sie. Denn natürlich gesunde Füße und vor allem auch ein starkes Fußgewölbe sind der beste Puffer gegen erneute Probleme.

**Wichtig:** Üben Sie fleißig und kontinuierlich: Nur so ist Ihr Übungsprogramm von Erfolg gekrönt! Aber: Übertreiben Sie es nicht. Mehr als drei Übungseinheiten pro Tag müssen nicht sein.

# 4

# DAS GRUNDLAGENPROGRAMM

Das Grundprogramm besteht aus sieben Übungen, die Sie 1-2-mal täglich durchführen sollten. Insgesamt nimmt die Durchführung des Programms etwa 15 Minuten Zeit in Anspruch.

Bei einigen Übungen können Sie zwischen verschiedenen Varianten wählen. So wird das Programm zum einen nicht so schnell langweilig, andererseits ist es Ihnen auch möglich, jeweils die Variante verstärkt durchzuführen, die Ihnen persönlich am angenehmsten ist bzw. bei der Sie den besten Effekt spüren.

## Der Fersenheber

Diese Übung kräftigt die Waden.

Führen Sie sie an einer Treppenstufe oder einem Steppbrett durch.

### Zweibeinige Variante

Greifen Sie auf diese Übung zurück, wenn Sie für die einbeinige Variante noch nicht genügend Kraft haben.

Sie stehen mit dem Vorfuß auf der Stufe. Senken Sie die Fersen langsam, so weit Sie können, nach unten, dann heben Sie sie zügig an, allerdings nicht ganz bis zum Zehenstand. Dann senken Sie die Ferse wieder langsam ab, halten Sie unten kurz und spüren Sie die Dehnung.

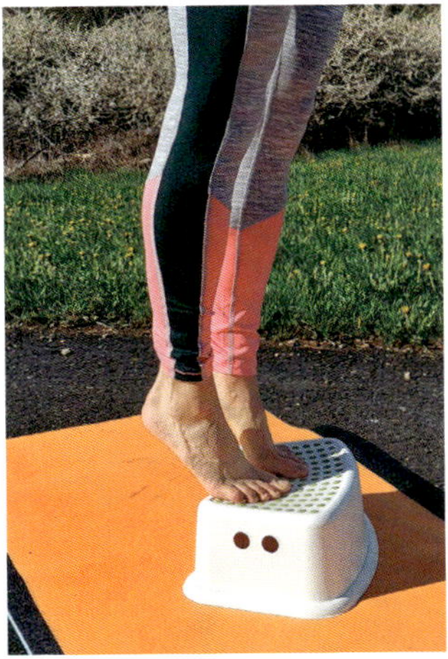

*Auf die Zehenspitzen …*

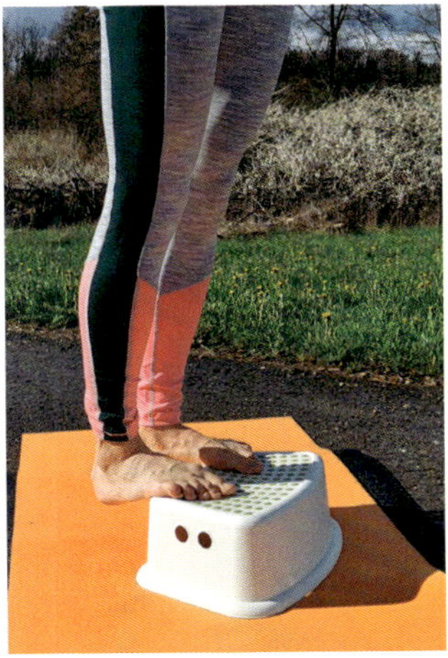

*… die Fersen absenken.*

Führen Sie diese Übung einmal pro Tag durch, drei Sätze à 15 Wiederholungen.

Steigern Sie sich langsam, falls Sie zu Beginn noch keine 15 Wiederholungen schaffen.

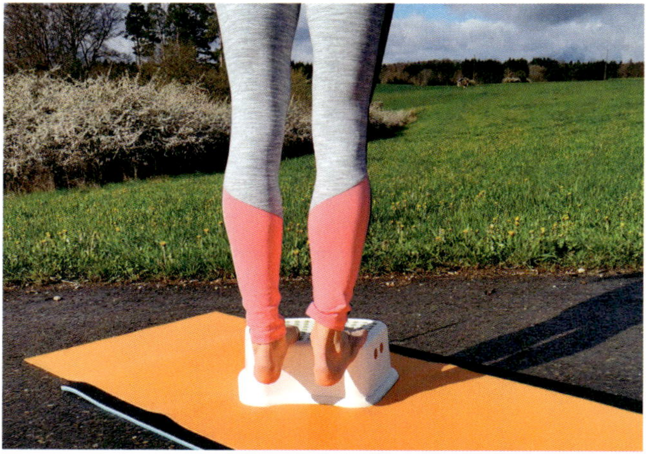

*Achtung: Die Knöchel knicken nicht nach innen!*

Drei Sätze à 15 Wiederholungen durchführen.

## ! ACHTUNG:

Die Knöchel nicht nach innen knicken lassen!

Die Beinachse gerade halten!

Drücken Sie Ihre Fersen richtig nach unten, sodass Sie die Dehnung in der Wade spüren!

### Einbeinige Variante

Die anstrengendere und für die Wadenmuskulatur effektivere Variante: Führen Sie die Übung mit einem Bein durch, das andere ist leicht angehoben.

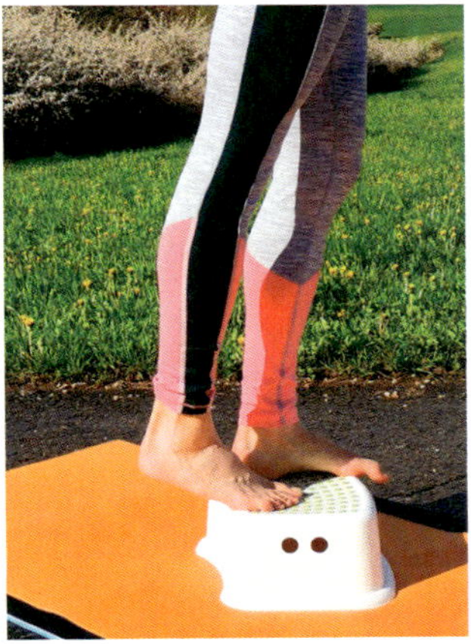

*Die Ferse anheben ...*

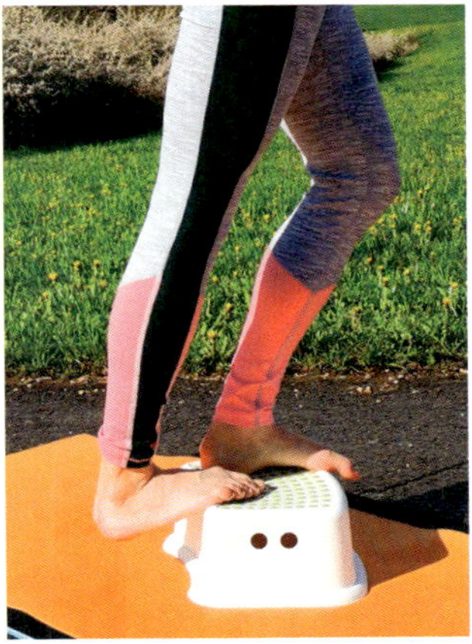

*... und absenken.*

Die Ferse anheben und senken!

Unten verweilen, die Dehnung spüren.

Drei Sätze à 10-15 Wiederholungen pro Bein durchführen.

**! ACHTUNG:**

Führen Sie die Übung langsam und sauber statt hastig aus!

## Fußrolle

Für diese Übung brauchen Sie einen kleinen Ball mit etwa 3-4 Zentimeter Durchmesser. Ideal ist eine kleine Holzkugel (Bastelbedarf, günstig erhältlich) oder auch ein Golfball.

Stellen Sie sich mit einem Fuß auf den Ball und rollen Sie gründlich und mit genügend Druck die ganze Fußsohle durch, längs und quer.

Scheuen Sie sich nicht, genügend Druck auf die verspannte Fußmuskulatur auszuüben! Es darf ruhig etwas wehtun!

Eventuell hören Sie es auch knirschen - das sind die Verspannungen. An diesen Stellen lohnt sich das Rollen besonders.

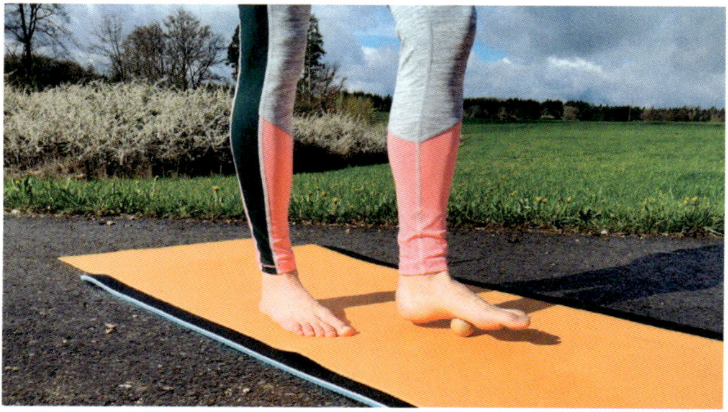

Führen Sie diese Übung mehrmals täglich durch!

## Dehnung der Plantarfaszie

### Variante 1

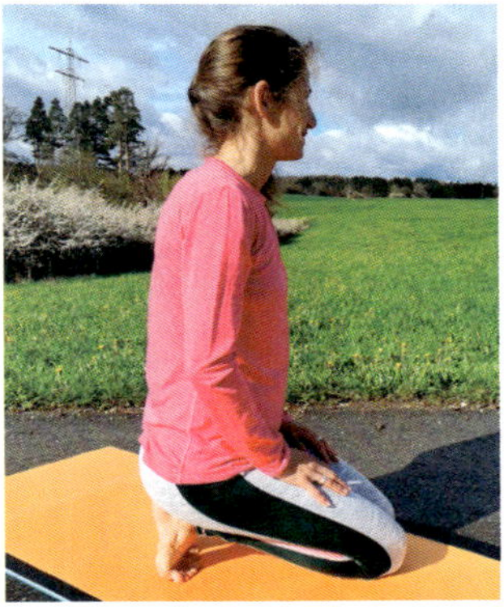

Gehen Sie in den Kniestand und stellen Sie Ihre Zehen auf.

Setzen Sie sich langsam und aufrecht auf den Fersen ab.

Halten Sie die Position mindestens eine Minute lang.

### Variante 2

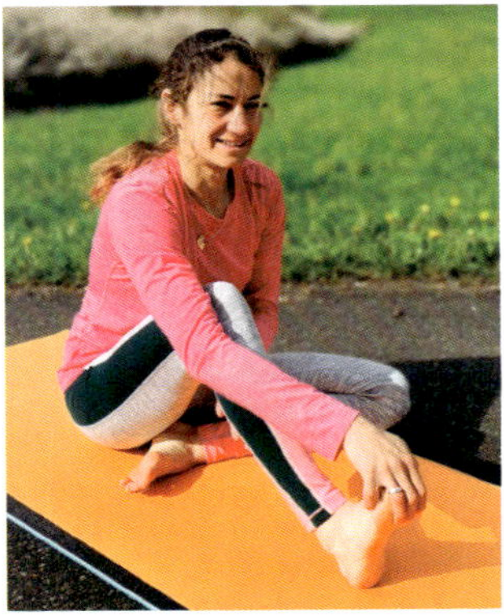

Setzen Sie sich auf den Boden, die Beine leicht angewinkelt.

Umfassen Sie Zehen und Vorfuß einer Seite und überstrecken Sie die Zehen, so weit Sie können.

Dehnen Sie jede Seite 45-90 Sekunden lang.

## Dehnung der unteren Wadenmuskulatur

### Im Ausfallschritt

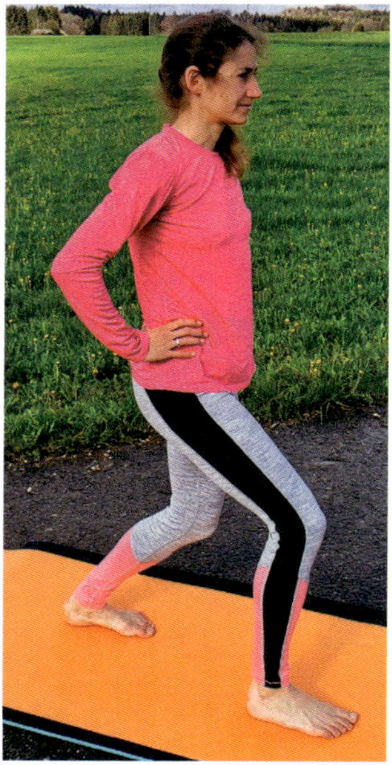

Sie stehen etwa einen halben Meter von einer Wand entfernt.

Ein Bein macht einen Ausfallschritt nach hinten, die Ferse senkt sich zum Boden, das Bein ist im Knie leicht gebeugt.

Beugen Sie das vordere Bein, lehnen Sie sich gegen die Wand.

Falls Sie eine gute Balance und Körperspannung besitzen, können Sie die Übung auch ohne Wand durchführen.

Halten Sie die Dehnung pro Seite 45-90 Sekunden lang.

**! ACHTUNG:**

Die Hüfte weder abknicken noch verdrehen!

### An der Treppenstufe/am Stepper

Führen Sie diese Dehnung auf einem Steppbrett oder an einer Treppenstufe aus.

Sie stehen mit den Vorfüßen auf der Stufe, senken die Fersen so weit wie möglich ab und beugen leicht die Knie. Eine Dehnung im unteren Wadenbereich sollte spürbar sein.

Sollte die Dehnung zu schwach sein, dann führen Sie die Übung rechts und links separat durch.

40-90 Sekunden lang diese Position halten.

## Wadendehnung

### Im Ausfallschritt

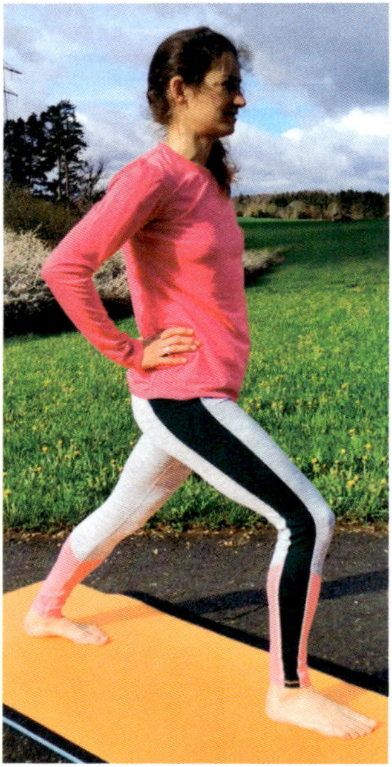

Sie stehen etwa einen halben Meter von einer Wand entfernt.

Ein Bein macht einen Ausfallschritt nach hinten, die Ferse senkt sich zum Boden, das Bein ist völlig gestreckt. Beugen Sie das vordere Bein, lehnen Sie sich gegen die Wand.

Auch diese Übung können Sie bei guter Balance und Körperspannung ohne Wand durchführen.

Halten Sie die Dehnung pro Seite 45-90 Sekunden lang.

**! ACHTUNG:**

Nicht in der Hüfte abknicken oder verdrehen!

### An der Treppenstufe

Führen Sie diese Dehnung auf einem Steppbrett oder an einer Treppenstufe aus.

Sie stehen mit den Vorfüßen auf der Stufe, senken die Fersen so weit wie möglich ab und halten die Knie durchgestreckt.

Eine Dehnung sollte in der Wade und der Kniekehle spürbar sein.

Sollte die Dehnung zu schwach sein, dann führen Sie die Übung rechts und links separat durch.

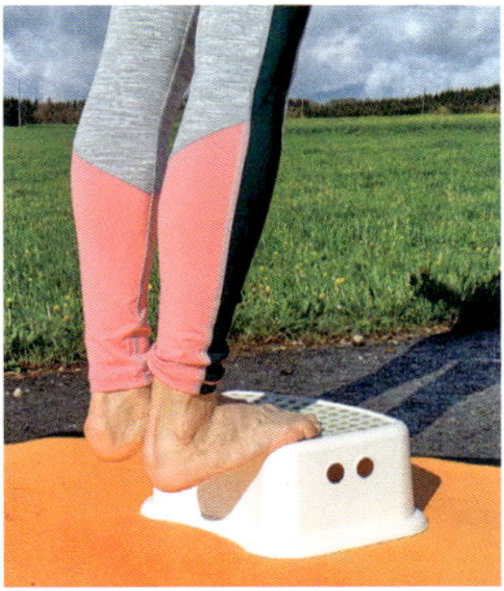

*Beidbeinig . . .*

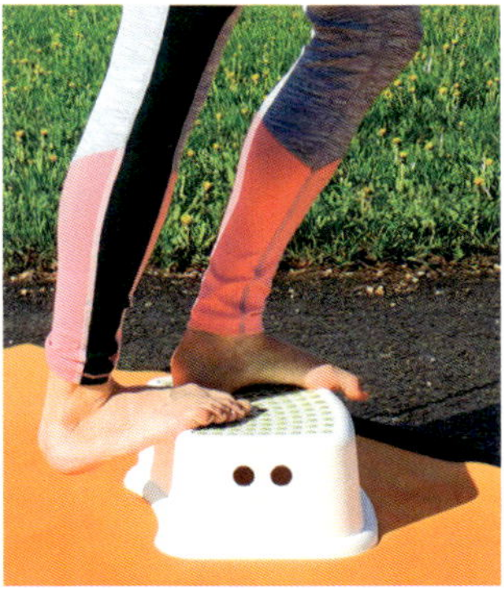

*. . . oder einbeinig*

45-90 Sekunden lang diese Position halten.

**! ACHTUNG:**

Das Knie bleibt durchgestreckt.

Die Hüfte knickt nicht ab.

## Dehnung der hinteren Oberschenkelmuskulatur

### Im Hürdensitz

Sie sitzen auf dem Boden, ein Bein gerade nach vorne gestreckt.

Das andere Bein winkeln Sie im 90-Grad-Winkel seitlich ab, es ist auch im Knie gebeugt.

Strecken Sie sich mit möglichst geradem Rücken nach vorne zu den Zehen des gestreckten Beins.

Um die Dehnung zu verstärken, können Sie die Zehen dieses Beins auch umfassen und heranziehen.

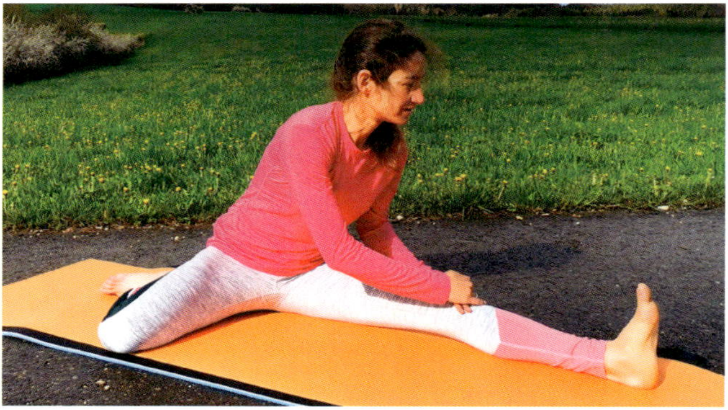

Halten Sie die Dehnung ebenfalls 45-90 Sekunden lang.

**! ACHTUNG:**

Der Rücken bleibt möglichst durchgestreckt, die Hüfte parallel!

### Im Stehen

Sie benötigen einen Stuhl, eine Tischplatte oder eine andere Möglichkeit, ein Bein ungefähr auf Hüfthöhe anzuheben und abzulegen.

Strecken Sie das hochgelagerte Bein durch und beugen sich mit möglichst geradem Rücken möglichst weit nach vorne.

Halten Sie die Dehnung 45-90 Sekunden lang.

**! ACHTUNG:**

Die Hüfte bleibt parallel!

Der Rücken ist möglichst gestreckt!

### Aus dem Kniestand

Sie knien mit gestreckter Hüfte auf dem Boden.

Ein Bein strecken Sie nach vorne aus, mit der Ferse auf dem Boden abgelegt, das Knie gestreckt.

Beugen Sie sich mit möglichst geradem Rücken nach vorne.

Achtung, dies ist auch eine Übung für das Gleichgewicht!

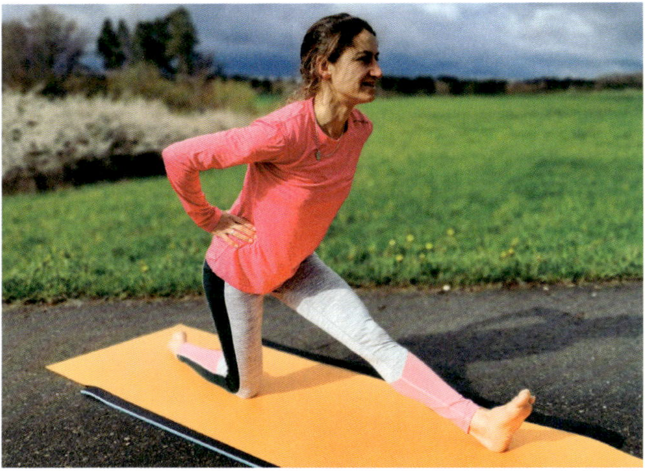

Halten Sie die Dehnung 45-90 Sekunden lang.

#### ! ACHTUNG:

Die Hüfte bleibt parallel.

Der Rücken bleibt möglichst gestreckt.

## Dehnung der hinteren Oberschenkelmuskulatur

### Im Liegen

Sie liegen ausgestreckt auf dem Boden. Halten Sie ein Bein am Oberschenkel knapp über der Kniekehle und ziehen Sie es so weit wie möglich in Richtung Oberkörper.

Dann gehen Sie mit dem Unterschenkel so weit wie möglich in die Streckung, eine Hand kann unterstützen.

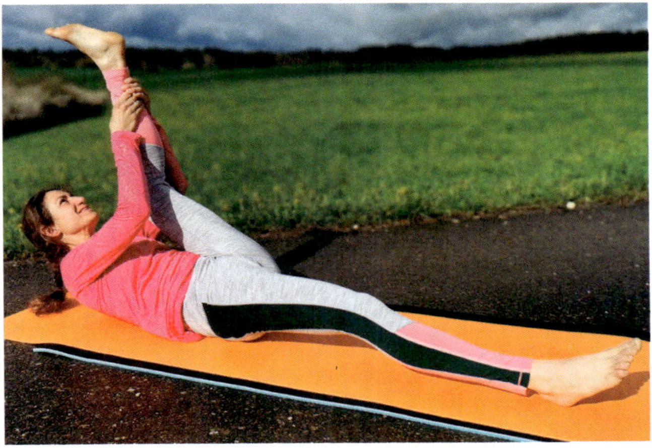

Halten Sie die Dehnung für 45-90 Sekunden.

### Im Stehen oder Knien

Sie befinden sich entweder im Kniestand und haben ein Bein gestreckt vor sich abgestellt oder Sie haben ein Bein auf einem Stuhl/auf eine Tischplatte oder Ähnliches hochgelagert.

Dieses Bein beugen Sie leicht im Knie und üben mit der Ferse Druck auf den Untergrund aus.

Mit geradem Rücken strecken Sie sich nach vorne.

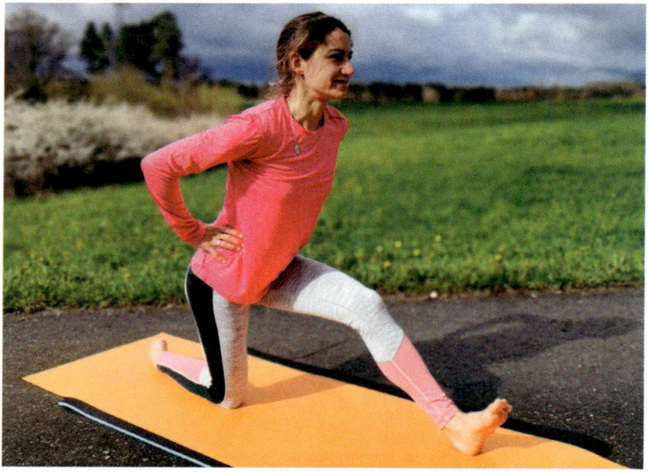

Halten Sie die Dehnung für etwa eine Minute.

**! ACHTUNG:**

Die Hüfte bleibt parallel.

Der Rücken bleibt möglichst gestreckt.

# 5

# ZUSÄTZLICHE ÜBUNGEN FÜR DIE PLANTARFASZIE

Diese Übungen können Sie zusätzlich zum Grundprogramm einstreuen, wie und wann Sie Zeit und Lust haben – sie dienen der Dehnung, Mobilisation und Kräftigung.

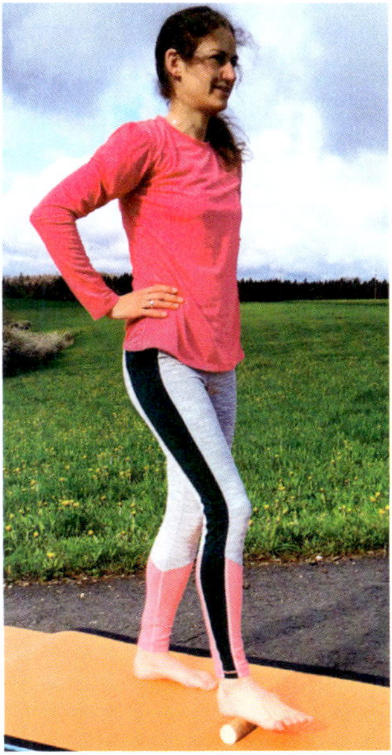

## Fußrolle

Rollen Sie Ihren Fuß mit einer kleinen Faszienrolle, einer kleinen Glasflasche (auch eine Möglichkeit: eine mit Eis gefüllte kleine Plastikflasche) oder einer Holzrolle durch: Sie stellen sich mit einem Fuß auf die Rolle und rollen mit festem Druck vor und zurück, 15-30-mal pro Seite.

## Die Druckpunkte behandeln

In Anlehnung an die Akupressur, eine ganzheitliche Methode aus der Traditionellen Chinesischen Medizin, kann auch bei Plantarfasziitis durch das Drücken von Schmerzpunkten eine Schmerzlinderung herbeigeführt werden.

Wichtig ist hierbei, dass ein Wohlfühlschmerz entstehen sollte, der während der Behandlung abnimmt.

Für eine Druckpunktbehandlung der Fußsohle benötigen Sie, wie im Grundprogramm, einen kleinen, harten Ball. Im Stehen rollen Sie über Ihre Fußsohle und an besonders schmerzhaften Punkten verweilen Sie und erhöhen den Druck, sodass es schmerzt, aber noch auszuhalten ist. (Achtung: Es darf/soll wehtun, sonst nutzt es nichts, allerdings nicht so, dass es quälend ist.) Halten Sie den Druck für 10-60 Sekunden und fühlen Sie in den Punkt hinein. Der Schmerz wird mit der Zeit etwas angenehmer.

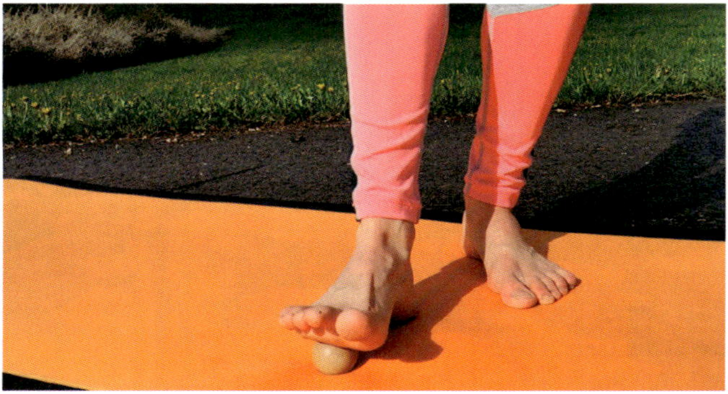

Mit einem größeren Ball (Durchmesser 8-10 Zentimeter, Faszienball) können Sie auch die Wade auf eine solche Art behandeln. Im Sitzen rollen Sie Ihre Wade über den Ball und halten den Druck an besonders schmerzhaften Stellen, wie oben beschrieben.

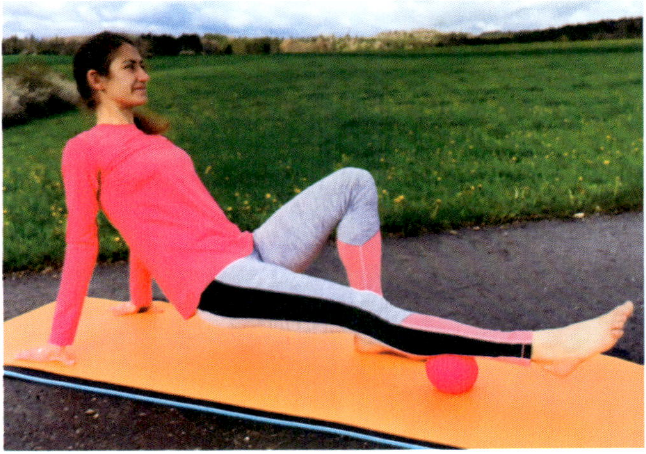

# 6

# ÜBUNGEN FÜR DIE GESAMTE RÜCKENSEITE

## Tiefe Hocke

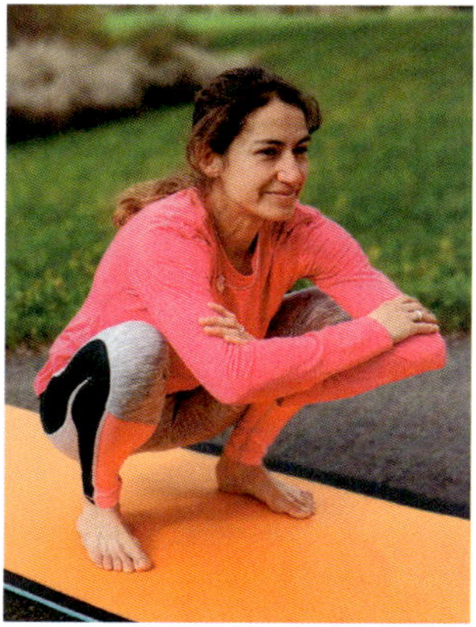

Mit parallelen, schulterbreit gestellten Füßen gehen Sie langsam in die tiefe Hocke, halten das Gleichgewicht und verharren hier etwa eine Minute lang.

Sollten Sie die Hocke noch nicht mit vollständig aufgesetzten Füßen schaffen, heben Sie die Fersen leicht an. Versuchen Sie, sie bei jedem Üben ein wenig näher zum Boden zu bringen.

Hier wird vor allem der Bereich um Po/Hüfte sowie Unterschenkel/Ferse/Fußsohle gedehnt.

Schaffen Sie diese Übung nicht, lassen Sie die Fersen etwas angehoben.

## Über-Kopf-Rolle

Diese Übung dehnt die gesamte Körperrückseite. Hiervon profitieren nicht nur Ihre Füße, sondern auch Rücken, Po und Beine.

Sie liegen auf dem Rücken.

Heben Sie Ihre gestreckten Beine an, senken Sie sie in Richtung Kopf. Auch der Rücken wird rund, versuchen Sie, die Beine so weit wie möglich hinter dem Kopf abzusenken.

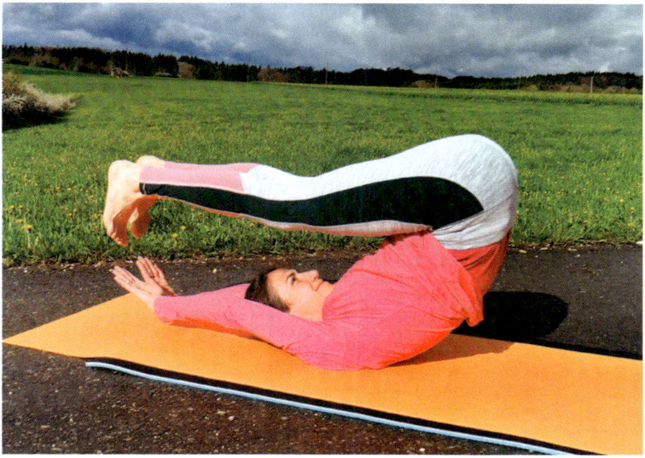

Halten Sie die Position etwa 30 Sekunden lang.

**! ACHTUNG:**

Die Knie möglichst gestreckt halten!

## Komplexübung

Auch diese Übung dehnt verschiedene Bereiche der Beinrückseiten auf einmal.

Sie liegen auf dem Boden und ziehen ein Bein so nah an den Oberkörper heran wie möglich.

Greifen Sie den Vorfuß mit beiden Händen und überstrecken Sie die Zehen.

Dann versuchen Sie, das Bein so gut wie möglich im Knie zu strecken.

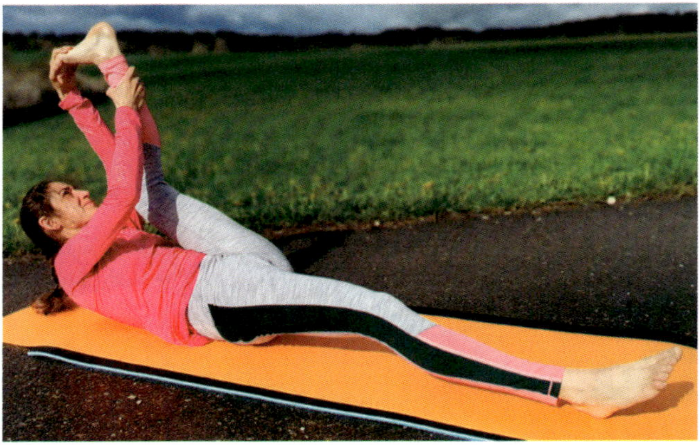

Halten Sie die Position 30-60 Sekunden lang.

### ! ACHTUNG:

Der Oberschenkel bleibt nah am Oberkörper, die Hände halten den Fuß in Dehnung.

## Rollen und Strecken

Für diese Übung brauchen Sie eine große Faszienrolle.

Führen Sie drei Wiederholungen der folgenden Übungsfolge durch:

Rollen Sie Ihre Waden mit der Faszienrolle 8-10-mal.

Mit der Faszienrolle können Sie beide Waden gleichzeitig rollen oder aber jeweils ein Bein, während das andere den Druck verstärkt.

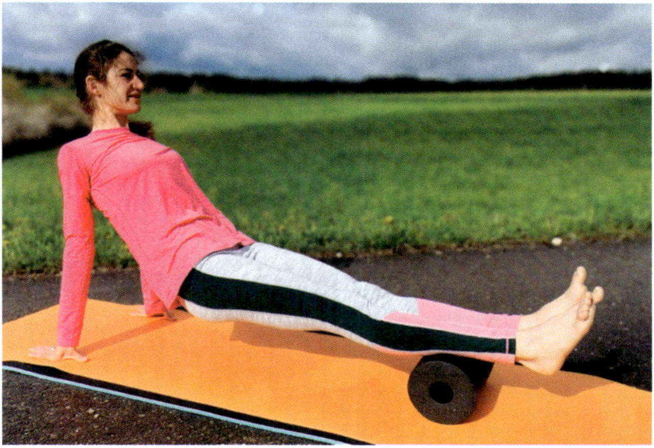

Danach setzen Sie sich mit gestreckten Beinen auf den Boden und beugen sich so weit wie möglich nach vorne.

Unterstützen Sie gern dadurch, dass Sie Ihre Füße mit den Händen fassen und sich nach vorn ziehen.

**! ACHTUNG:**

Die Knie bleiben gestreckt!

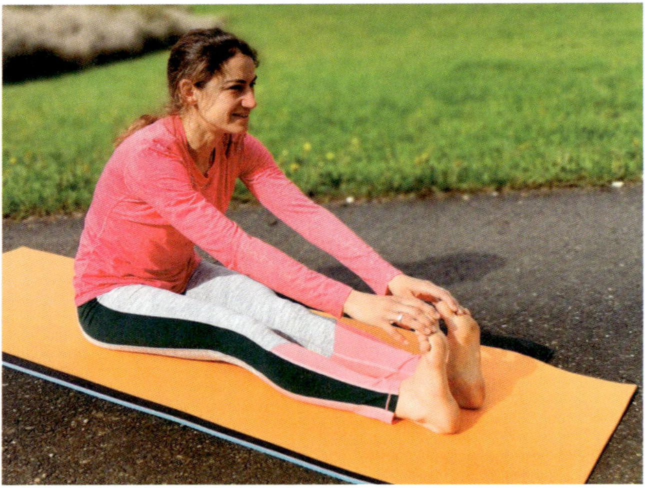

Halten Sie diese Position für etwa 30 Sekunden.

## Der hinabschauende Hund

Eine Übung aus dem Yoga, die Ihre gesamte Körperrückseite dehnt!

### Grundübung

Sie gehen in den Kniestand, die Zehen sind aufgesetzt. Dann schieben Sie Ihren Po nach oben, die Knie werden durchgestreckt. Der Rücken bleibt gerade.

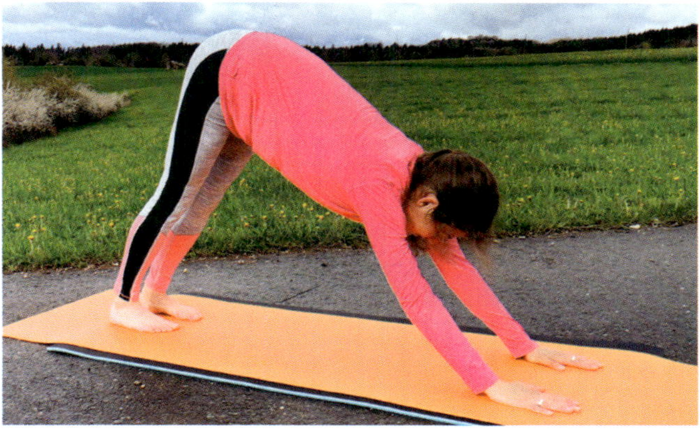

Halten Sie diese Position für mindestens 30 Sekunden.

Indem Sie Ihren Po weiter nach hinten schieben, können Sie die Dehnung erhöhen.

### Erweiterter Schwierigkeitsgrad

Wenn Sie sich im *herabschauenden Hund* befinden, strecken Sie abwechselnd ein Bein nach hinten aus und halten die Position.

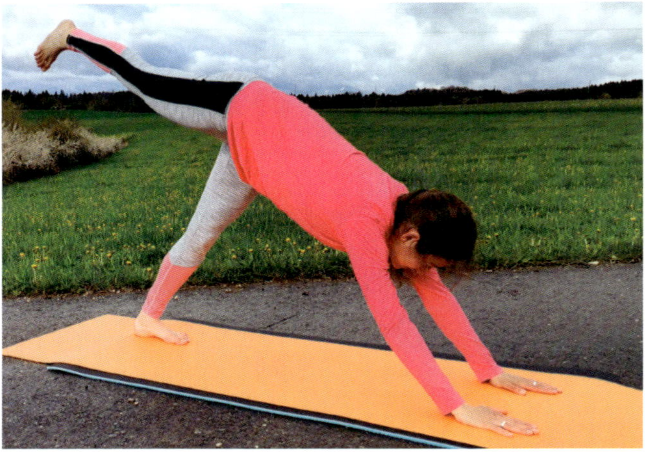

## ! ACHTUNG:

Die Hüfte bleibt parallel und kippt nicht!

# 7

# WELLNESSPROGRAMM FÜR IHRE FÜSSE

Leiden Sie unter schmerzenden Fußsohlen, gibt es noch weitere Möglichkeiten, die Ihnen Linderung verschaffen und zur Heilung beitragen können.

Wellness für die Füße können Sie sich auch zu Hause gönnen:

» Warme Fußbäder mit Badezusätzen entspannen.

» Kurze, kalte Fußbäder oder Wechselbäder beleben.

» Fußmassagen tun gut!

### Massagevarianten

- Massieren Sie Ihre Füße mit einem Igelball: Stellen Sie die Fußsohle auf den Ball und rollen ihn mit sanftem Druck unter dem Fuß herum. Beispielsweise während Sie vor dem Computer sitzen.

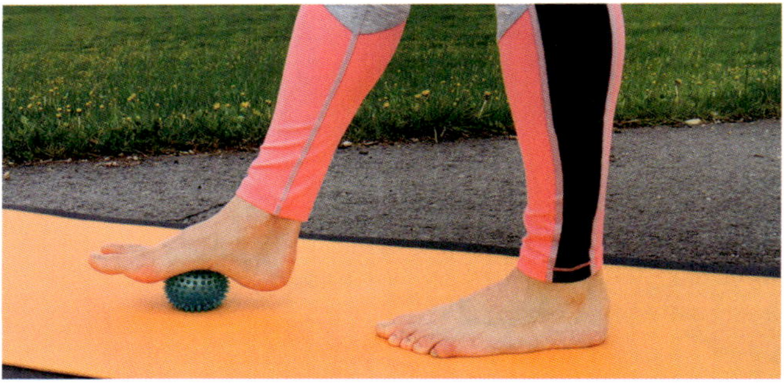

- Massieren Sie Ihre Füße per Hand. Zu empfehlen ist dafür auch ein Massageöl oder aber eine Salbe (z. B. mit entzündungshemmenden Inhaltsstoffen oder aber eine Arnikasalbe).

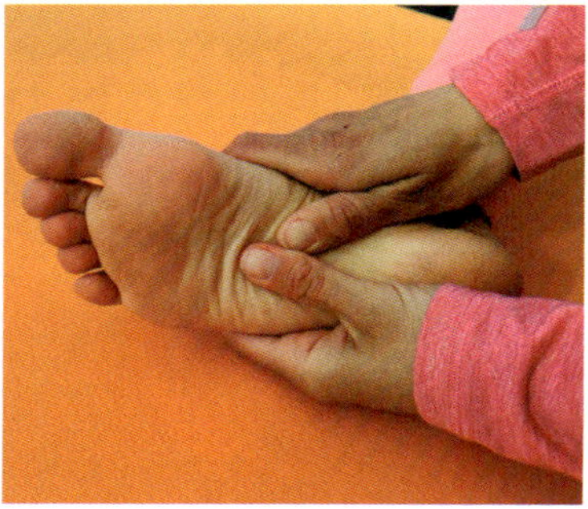

Zunächst streichen Sie Ihre Fußsohle kräftig von den Zehenballen zur Ferse – gut drücken!

Dann massieren Sie Ihre Fußsohle, indem Sie schmerzhafte Stellen mit kreisenden Bewegungen behandeln.

Anschließend streichen Sie wieder kräftig vom Ballen zur Ferse.

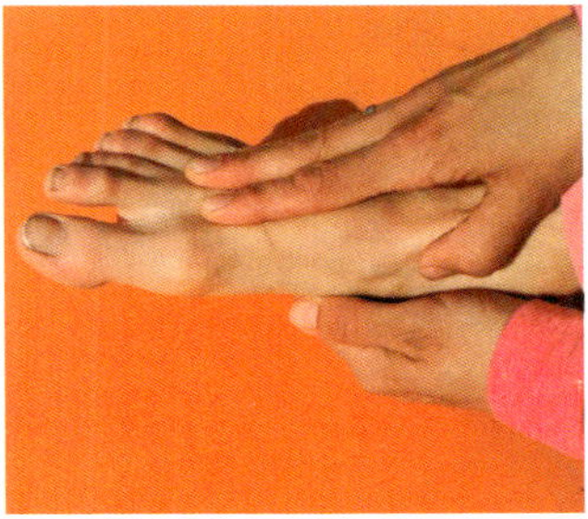

Auch Ihre Fußoberseite wird nun massiert: jeweils zwischen den Mittelfußknochen kräftig hin- und herreiben.

Zum Abschluss werden die Zehen mit sanftem Druck gerieben.

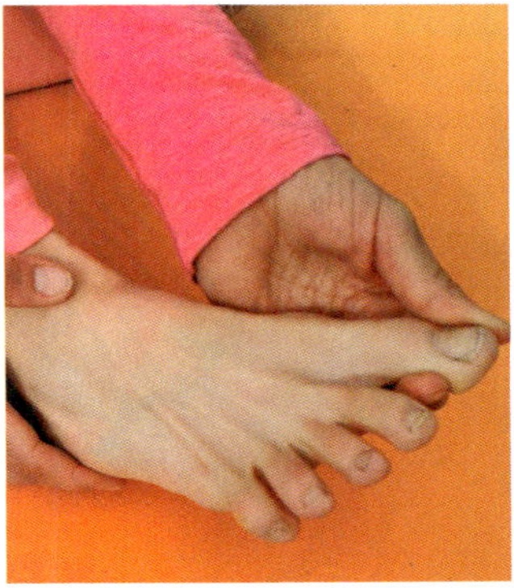

Falls Sie möchten, können Sie auch den Bereich über der Ferse, an der Achillessehne, massieren. Hierfür legen Sie Ihre Hände so um den Fuß, dass beide Daumen oder Zeigefinger neben der Achillessehne liegen und streichen kräftig an der Achillessehne nach oben.

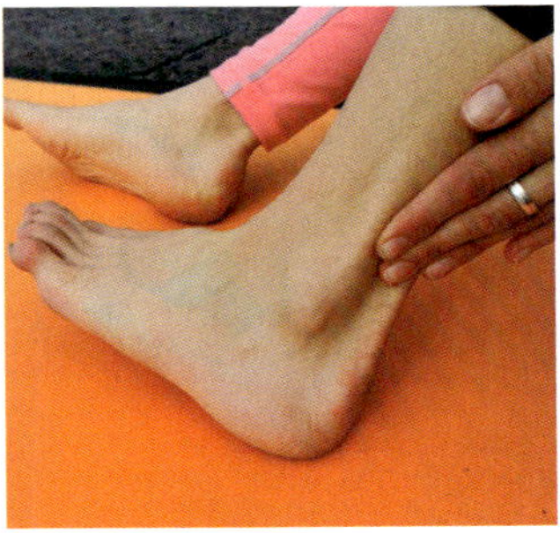

# 8

# KRÄFTIGE UND GESUNDE FÜSSE . . .

. . . anstatt Knick-, Senk-, Spreizfüße und Schmerzen?

Trainieren Sie Ihre Füße und beugen Sie erneuten Schmerzen und Beschwerden vor!

## Laufen Sie barfuß!

Barfuß zu laufen, ist für den Fuß natürliches Training. In der Wohnung sollten Sie auf Hausschuhe mit fester Sohle verzichten, im Garten oder Park die Füße den Boden spüren lassen: Neben der Kräftigung der Fußmuskulatur können Sie auch die sinnliche Wahrnehmung neu erleben. Übrigens wird durch Barfußlaufen nicht nur die Fußmuskulatur trainiert, sondern auch das Gleichgewicht und die tiefer liegende Muskulatur der Beine.

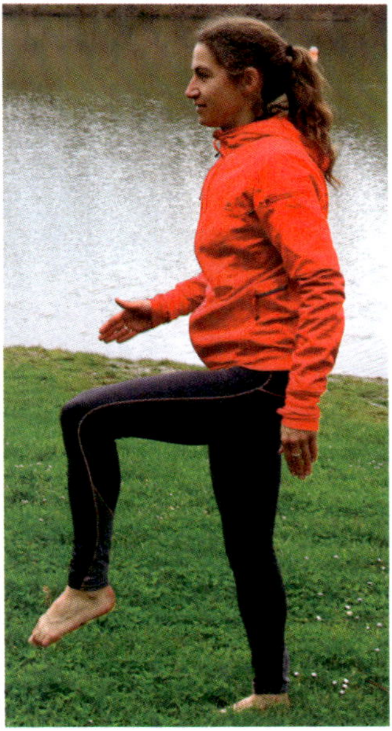

Besuchen Sie auch einmal einen Barfußpfad oder eine Kneipp-Anlage!

## Balancieren Sie!

Balancieren Sie beim Spazierengehen, wo es sich anbietet oder aber nehmen Sie Kippelbrett, Therapiekreisel und Balancekissen zu Hilfe.

Halten Sie das Gleichgewicht ein- und zweibeinig, mit offenen und geschlossenen Augen.

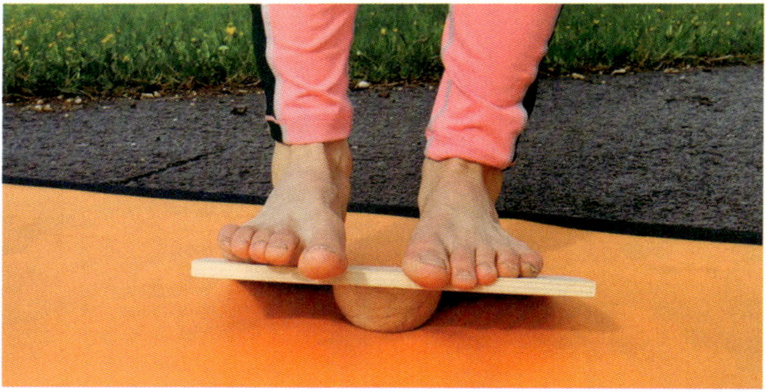

Werfen Sie nebenher einen Ball hoch und fangen ihn . . . Es gibt viele Möglichkeiten!

Die tief liegende Muskulatur wird durch das Suchen nach dem Gleichgewicht gestärkt. Dies nutzt nicht nur Ihren Füßen, sondern auch den Fußgelenken.

## Greifen Sie zu!

Mit Ihren Füßen! Versuchen Sie, verschiedene Gegenstände mit den Zehen zu greifen, aufzuheben, zu werfen. Gut eignen sich Taschentücher, Socken, größere Perlen, . . .

Eine wichtige Übung gegen Spreizfüße!

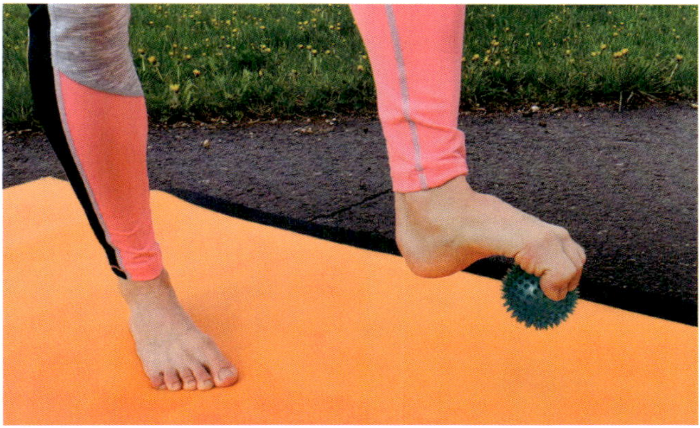

## Mobilisieren Sie Ihre Füße

Führen Sie die folgenden Übungen im Sitzen durch oder aber, um das Gleichgewicht mit zu schulen, im einbeinigen Stand!

Kreisen Sie Ihre Füße in den Fußgelenken.

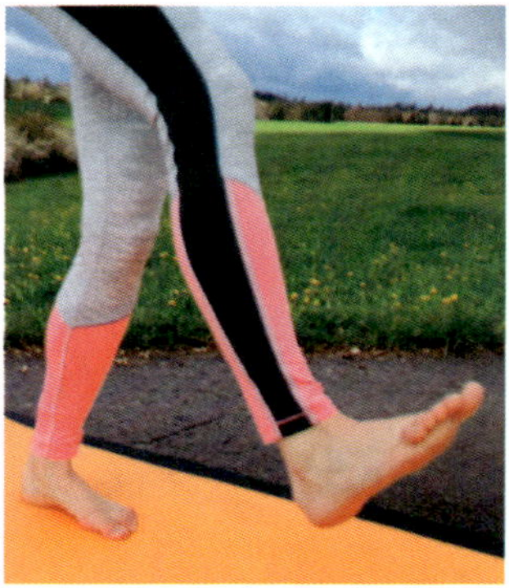

*Nach oben*

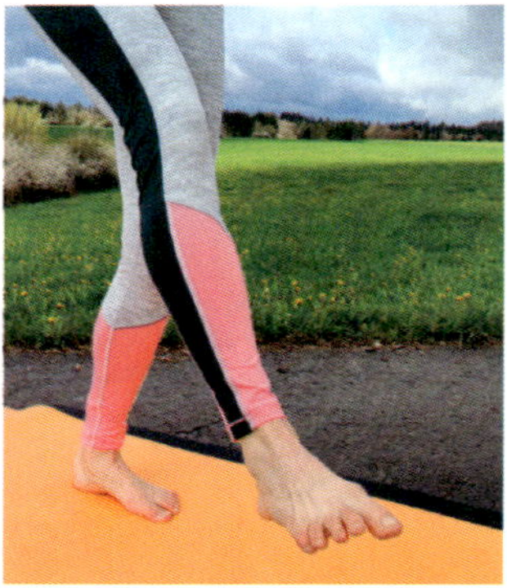

*Nach außen*

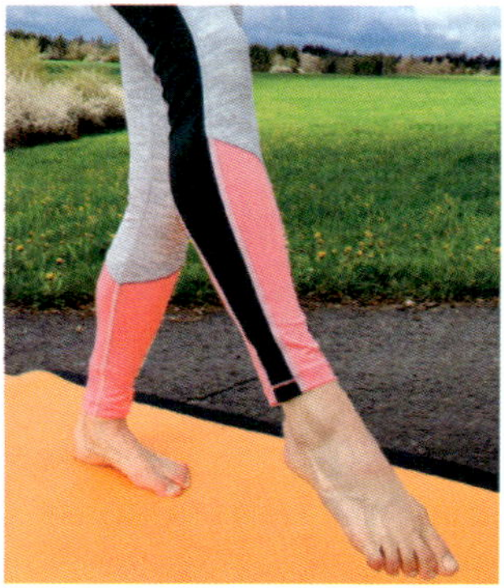

*Nach unten*

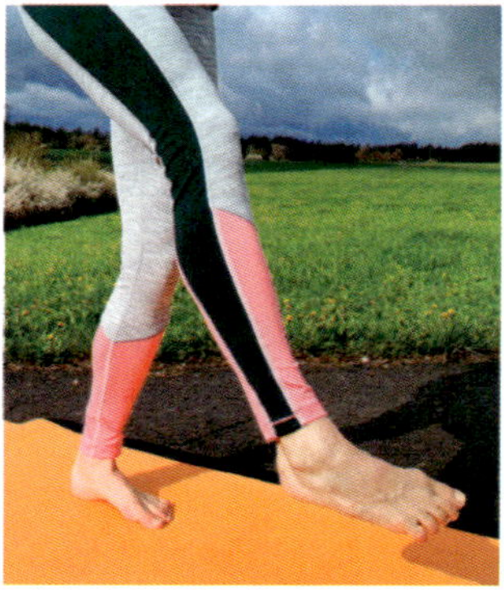

*Nach innen*

Ziehen Sie die Zehenspitzen zu sich heran und strecken Sie sie wieder so weit wie möglich aus.

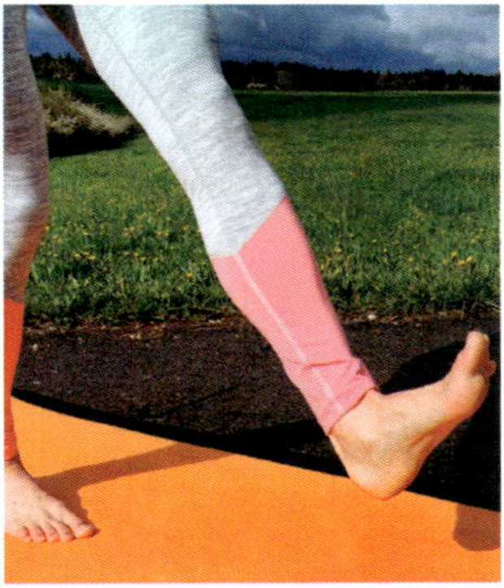

*Anziehen . . .*

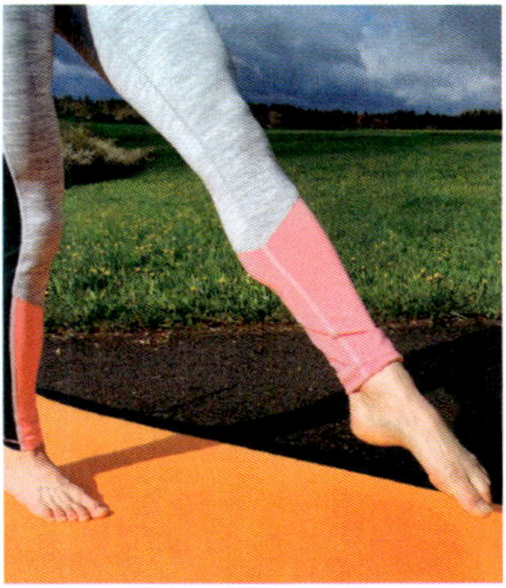

*. . . und strecken*

Malen Sie mit Ihren Füßen!

## Den Fuß kräftigen und dehnen

Sie sitzen mit aufgestelltem Bein. Umfassen Sie Ihren Vorfuß.

Nun versuchen Sie zunächst, Fuß und Zehen gegen den Druck Ihrer Hand in Richtung Schienbein zu ziehen.

Dann strecken Sie den Fuß und krallen die Zehen ein, wieder gegen den Druck der Hand.

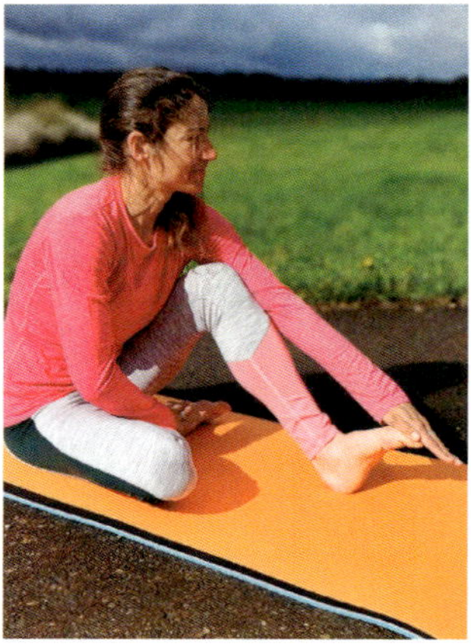

*Die Zehen gegen den Widerstand strecken . . .*

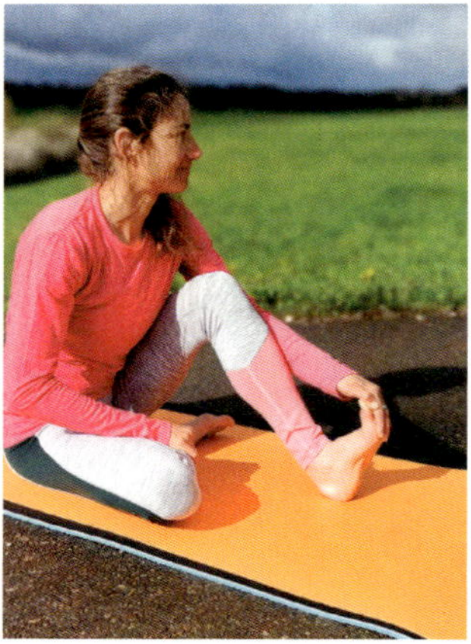

*. . . und gegen den Druck anziehen*

Machen Sie 10 Wiederholungen dieser Abfolge.

## Raupengang

Ihren Fuß können Sie kräftigen, indem Sie ihn wie eine Raupe bewegen: Im normalen Stand ziehen Sie Ihren Fuß zu Ihren Zehen, der Fuß verkürzt sich dabei, dann die Zehen wieder strecken, den Fuß wieder nachziehen etc.

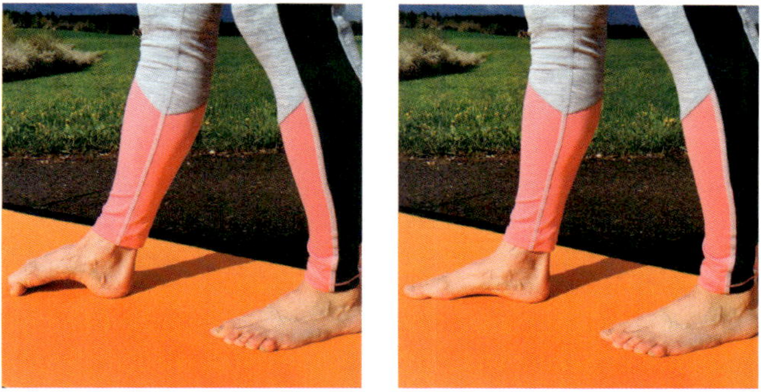

*Der Fuß verkürzt sich wie eine Raupe und wird dann wieder gestreckt.*

Versuchen Sie, einige Meter auf diese Weise zurückzulegen!

## Trainieren Sie Ihr Fußgewölbe!

Achten Sie bewusst auf die Wahrnehmung und die Bewegung Ihrer Füße. Sie können das Längs- und das Quergewölbe bewusst aktivieren und trainieren.

**Das Längsgewölbe aktivieren**

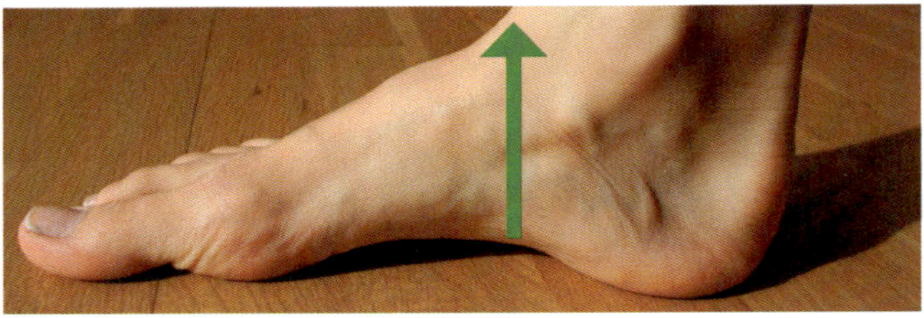

Das Gewölbe wie markiert bewusst nach oben ziehen und die Position fünf Sekunden lang halten, mehrmals wiederholen.

**Das Quergewölbe aktivieren**

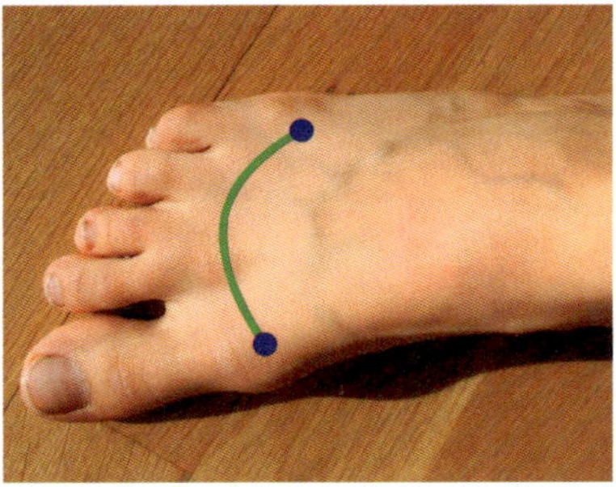

Während die blau markierten Knöchel von Groß- und Kleinzehe fest am Boden bleiben, versuchen Sie, die dazwischen liegenden Knöchel nach oben anzuheben – eine hilfreiche Vorstellung: Spannen Sie den Bogen!

Halten Sie 10 Sekunden die Spannung.

## Der „kurze Fuß" trainiert Längs- und Quergewölbe

Ziehen Sie Ihren Fuß zusammen, sodass er gefühlt (ein kleiner Effekt ist auch sichtbar) kürzer und schmaler wird. Der Fußrücken hebt sich dabei mittig – schwarz markiert – leicht an.

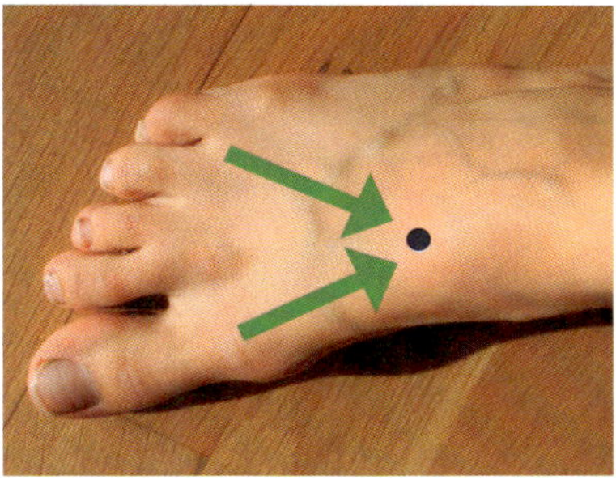

Halten Sie diese Position für 10 Sekunden und wiederholen Sie das Ganze dreimal.

## Mobilisieren und kräftigen Sie Ihr Sprunggelenk

Stellen Sie sich in den Zehenstand. Versuchen Sie, im Zehenstand Ihre Fußgelenke kreisen zu lassen.

8-10 Kreise in jede Richtung.

**Variieren Sie:** Beide Gelenke kreisen in die gleiche Richtung oder aber auch gegengleich!

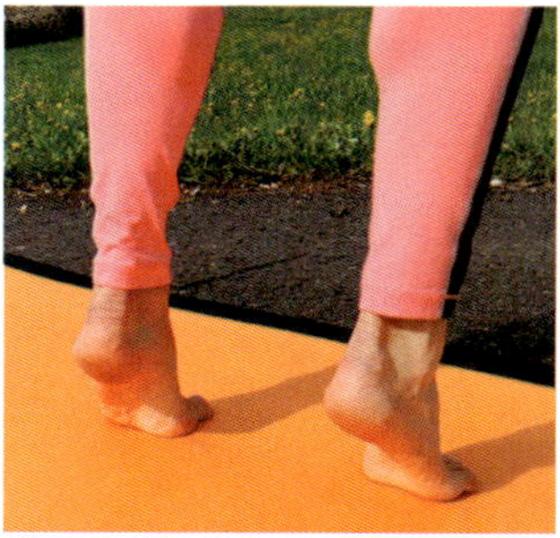

*Die Fersen sind angehoben ...*

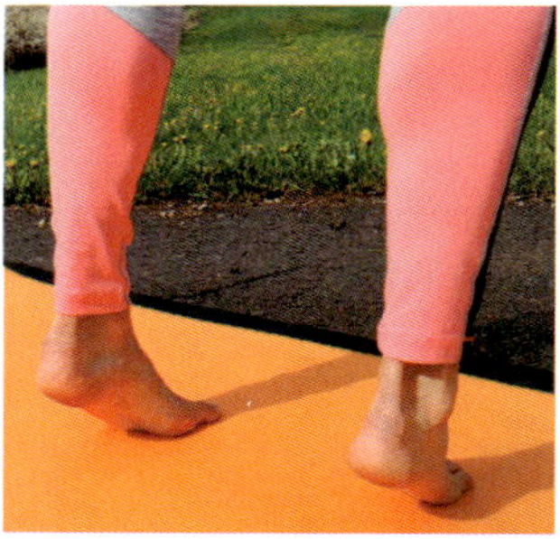

*... und werden nach außen unten gekreist ...*

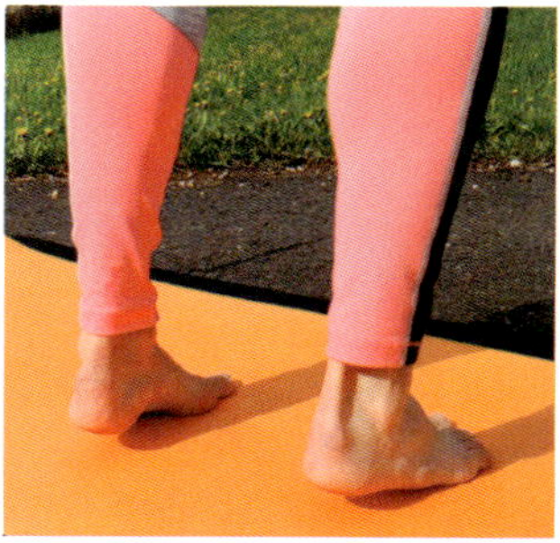

*... werden knapp über dem Boden nach innen geführt ...*

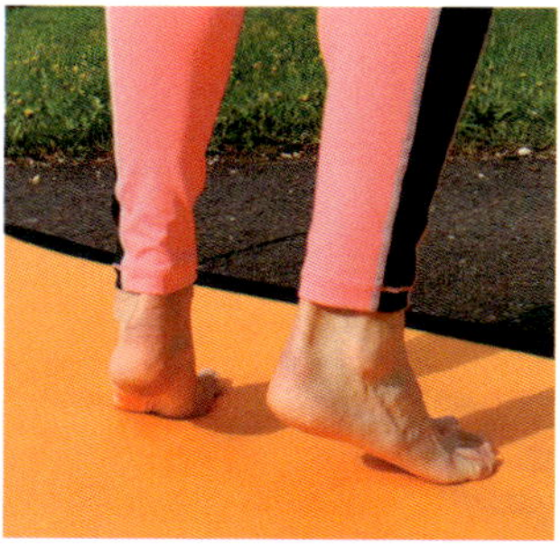

*... und nach innen oben gekreist.*

## Schulen Sie Ihren Gang!

Verschiedene Übungen, die Sie im Gehen durchführen (barfuß!), kräftigen die Füße und Gelenke und mobilisieren sie.

### Storchengang

Heben Sie das Bein beim Laufen bewusst an und versuchen Sie, das Quergewölbe zu aktivieren!

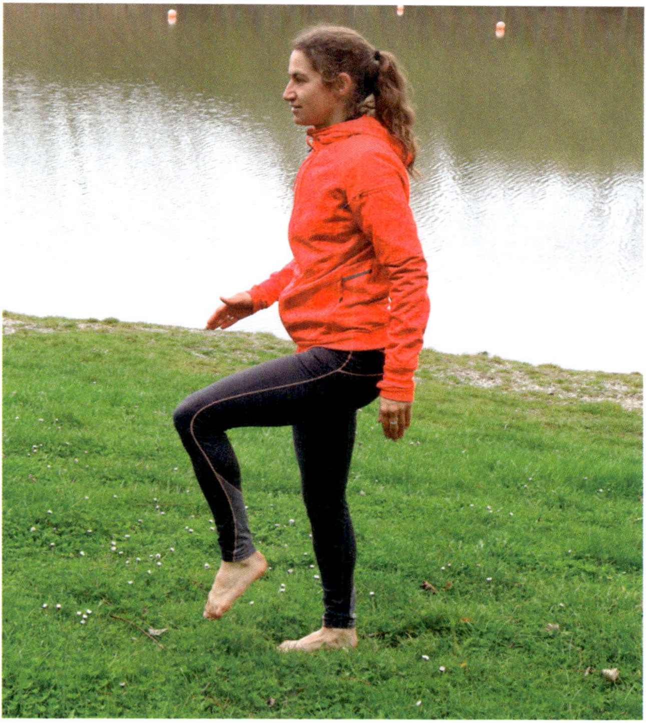

*Das Fußgewölbe des angehobenen Beins ist aktiviert!*

## Den Fuß kippen

Gehen Sie jeweils etwa 5-10 Meter weit . . .

» Auf den Zehenspitzen.

» Auf den Fersen, die Zehen sind nach oben gezogen.

» Auf den Fußaußenkanten, die Innenseiten sind nach oben gezogen.

» Auf den Fußinnenkanten, die Außenseiten sind nach oben gezogen.

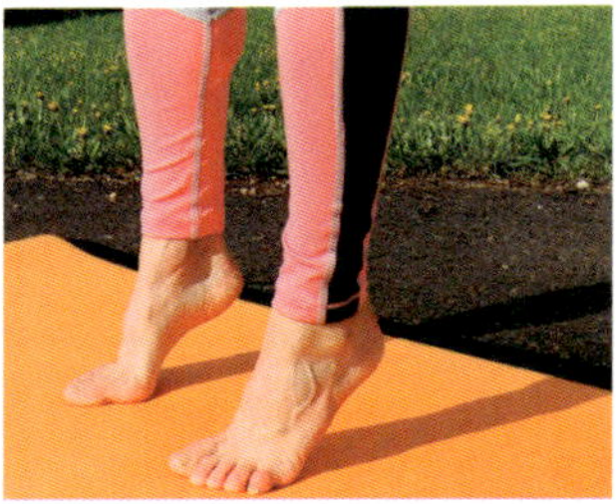

*Auf Zehenspitzen*

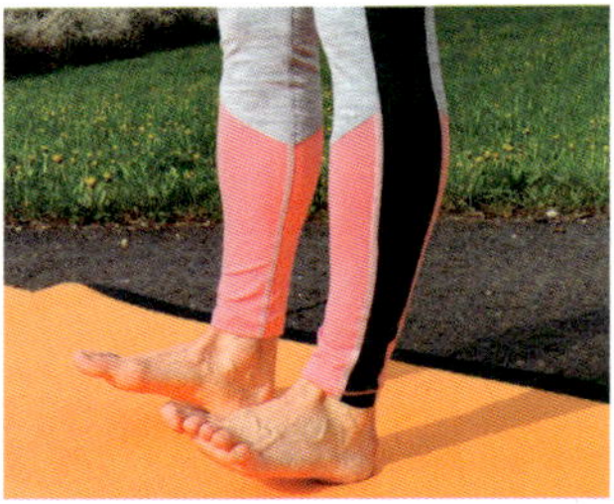

*Die Zehenspitzen werden angezogen.*

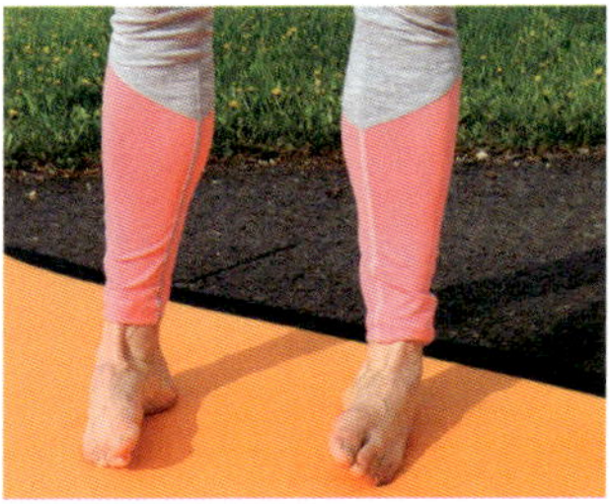

*Die Fußinnenseiten werden angehoben.*

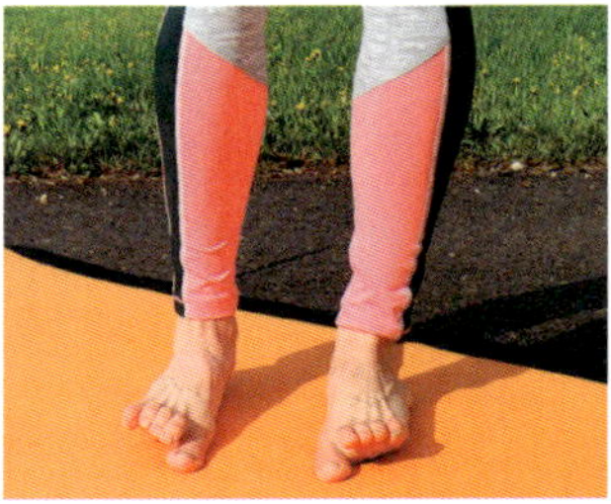

*Die Fußaußenkanten werden angehoben.*

## Hüpfen Sie!

Hüpfen Sie, gern auch mit Seil, auf Gras, Matten oder einem Trampolin und zwar am besten barfuß!

Springen Sie dynamisch und geschmeidig (kein „Plumpsenlassen"), landen Sie zuerst auf Ihrem Vorfuß und federn in den nächsten Sprung. Bei allen Sprüngen bleiben Sie locker in den Knien und halten diese nicht steif und durchgestreckt!

Hüpfen kräftigt nicht nur den Fuß, sondern auch die Muskulatur der Wade und sorgt für flexible und kräftige Faszien.

Hier finden Sie verschiedene Varianten, wie Sie durch Hüpfen nicht nur Ihr Fußgewölbe trainieren.

## Beidbeiniges Hüpfen auf der Stelle

Lockeres beidbeiniges Springen, mit oder ohne Seil – Springen mit Seil fördert außerdem die Koordination und lockert den Schulterbereich.

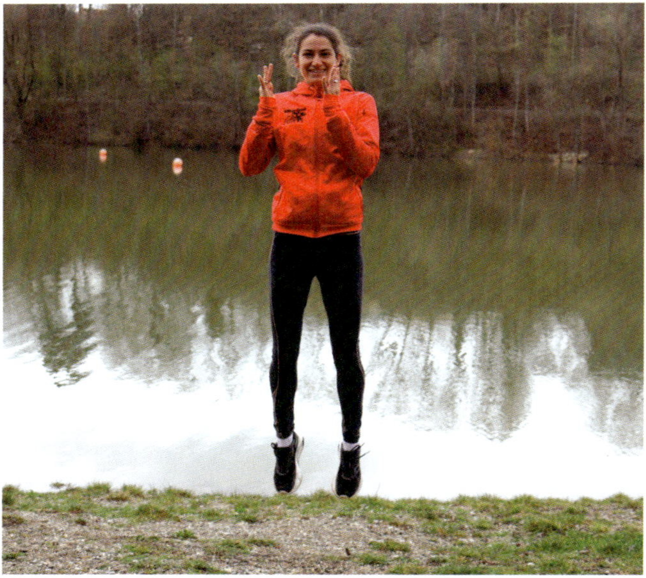

Wenn Sie beim Hüpfen die Beine in der Hüfte abwechselnd nach links und rechts drehen, hat das sogar noch einen Effekt auf die Rumpfmuskulatur.

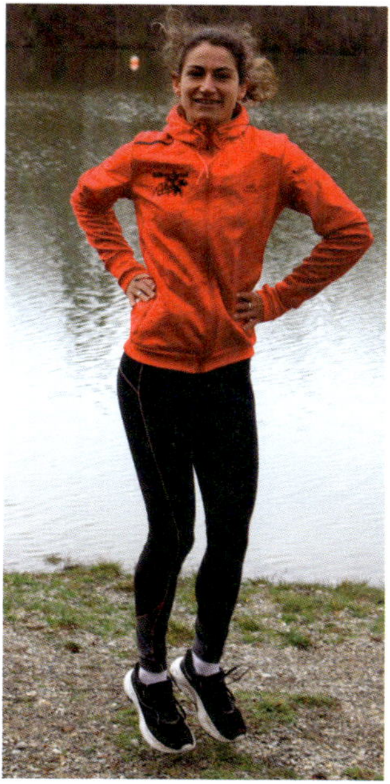
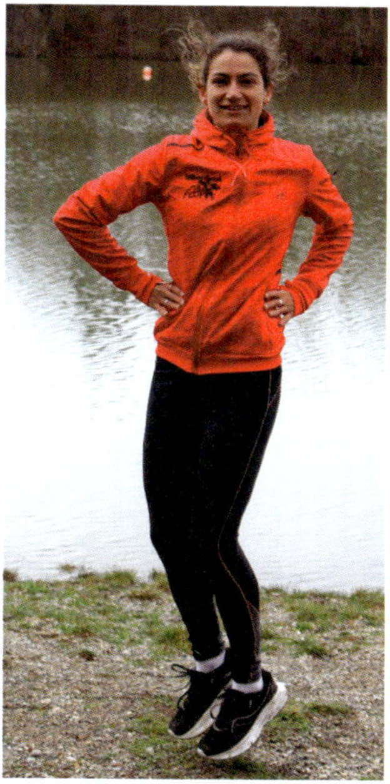

*Drehen Sie Ihren Oberkörper während des Sprungs von der einen zur anderen Seite!*

### Einbeiniges Hüpfen auf der Stelle

Gerne ohne, wer die Herausforderung möchte, aber auch mit Seil.

Einbeiniges Hüpfen erfordert etwas mehr Kraft und mehr Koordination als die beidbeinige Variante.

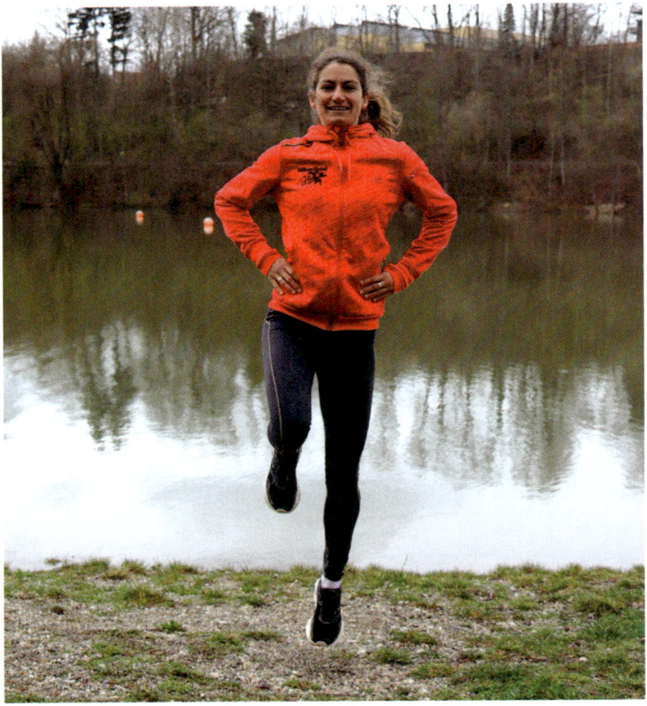

## Hampelmann

Abwechselnd die Beine öffnen und schließen, dazu die Arme bewegen: Nicht nur der Fuß, auch der Oberkörper und die Koordination werden hier trainiert.

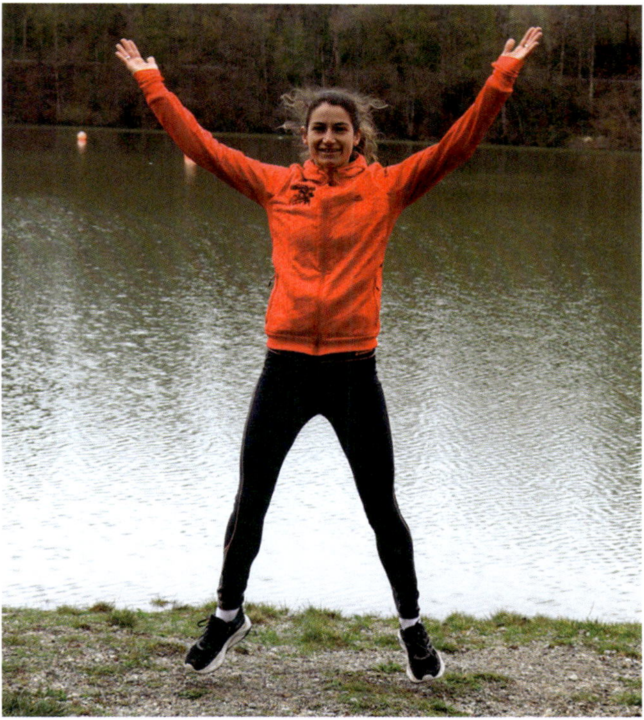

### Seitliche Sprünge

Springen Sie vom einem auf das andere Bein, wobei Sie versuchen, einen größeren Satz in die jeweilige Richtung zu machen. Hierbei werden wieder andere Muskelpartien angesteuert!

**Variieren Sie:** Schnelles Hüpfen oder jeweils ein kurzes Verharren vor dem Sprung auf das andere Bein.

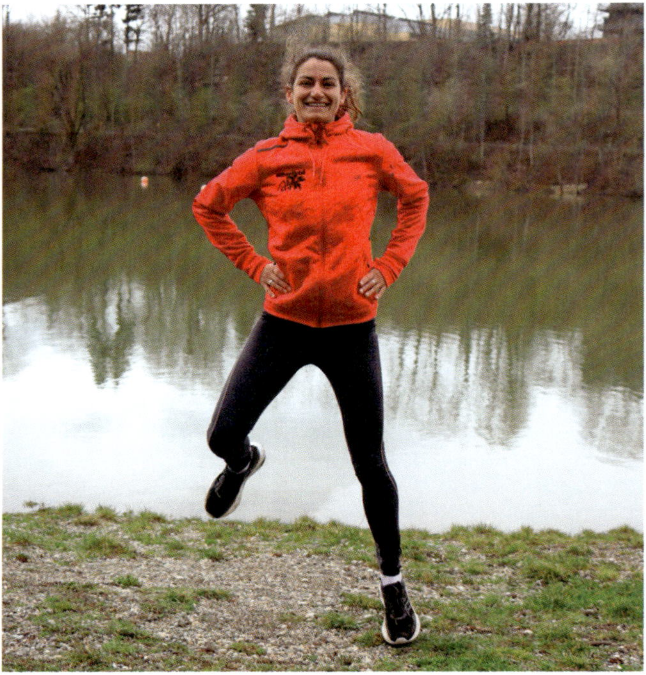

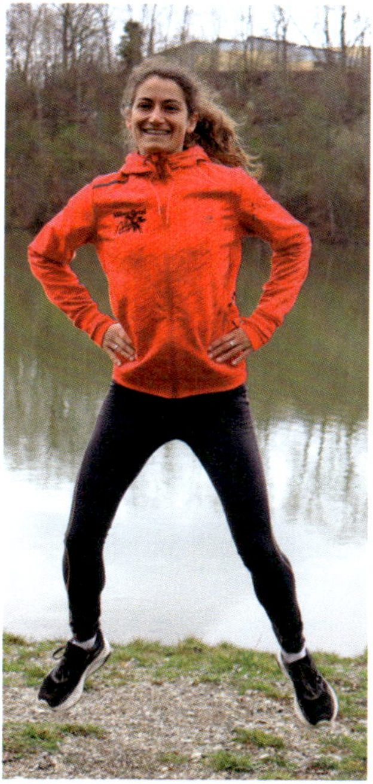

*Von einem Bein . . .*

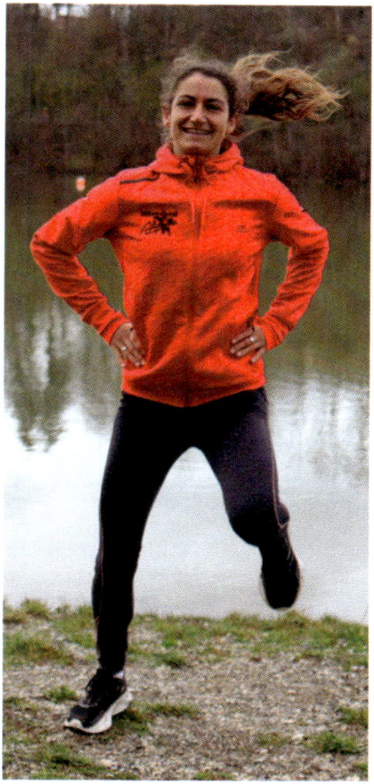

*. . . auf das andere!*

# 9

# PLANTARFASZIITIS UND (LAUF-)SPORT?

Vom Nichtstun wird es nicht besser – dies sollte jedem Bewegungsfreund mit Plantarfasziitis Hoffnung machen.

Wenn Sie folgende Tipps berücksichtigen, können Sie bereits nach kurzer Zeit Ihr Trainingsprogramm wieder aufbauen.

## Akute Maßnahmen

Leiden Sie akut unter einer Plantarfasziitis, dann reduzieren Sie zunächst Trainingsumfang und Belastung! Trainieren Sie nicht über die Schmerzgrenze hinaus.

Als Faustregel testen Sie Ihr Befinden bei einem auf 50 Prozent des Umfangs und der Intensität reduzierten Training. Bei Schmerzen weiter reduzieren, eventuell 1-2 Wochen pausieren und dann einen sanften Einstieg mit 50 Prozent ausprobieren.

In der Zeit, in der Sie Ihr Training stark reduzieren oder gar einstellen müssen, legen Sie Ihren Schwerpunkt zunächst auf das Übungsprogramm. Gleichzeitig können Sie – falls dies schmerzfrei möglich ist – gehen, oder Sie steigen auf Schwimmen oder Radfahren, was die Strukturen im Fuß entlastet, um.

Ebenso können Sie allgemeines Krafttraining betreiben, jedoch Übungen, die Fuß und Wade stark beanspruchen, besser weglassen. Übungen für die Beine am besten nur im Liegen, hier sind Sie auf der sicheren Seite.

Ideal ist ein Training zur Rumpfstabilisation.

## Wiedereinstieg

Ist es Ihnen möglich, wieder sehr schmerzarm oder schmerzfrei zu laufen, dann steigern Sie Umfang und Intensität langsam.

Beginnen Sie mit kleinen Strecken, beispielsweise vier Trainingstage à 3-4 Kilometer.

Von Woche zu Woche empfiehlt sich eine Umfangssteigerung von nicht über 10 Prozent, das heißt, z. B. bei einem Einstieg mit insgesamt 10 Kilometern in einer Woche in der nächsten Woche 11 Kilometer zu laufen.

Intensives Training ist zu Beginn nicht empfehlenswert! Trainieren Sie vier Wochen lang schmerzfrei, können Sie intensivere Einheiten vorsichtig wieder einbauen. Auch hier gilt es, klein zu beginnen und langsam zu steigern. Beispielsweise fünf Steigerungen über 50 Meter in Woche 1, in der Folgewoche 10 Meter mehr oder bauen Sie in Ihre Dauerläufe Abschnitte ein, in denen Sie das Tempo vorsichtig erhöhen – nicht übertreiben!

**Ganz wichtig:** Auch jetzt ist das Übungsprogramm ein wichtiger Bestandteil Ihres Trainingsplans!

## Langfristiger Trainingsaufbau

Rhythmisieren Sie Ihr Training und legen Sie Regenerationsphasen ein!

Beispielsweise können Sie dies so gestalten:

Periode 1:
Woche 1 – Steigerung um 10 Prozent in Woche 2 – erneute Steigerung um 10 Prozent in Woche 3 – Regenerationswoche: Training maximal wie in Woche 1, eher weniger.

Periode 2:
Woche 1 entspricht Woche 3 aus Periode 1 – Steigerung um 10 Prozent in Woche 2 – und so weiter.

Innerhalb der Wochen muss es Regenerationstage geben! Auf 2-3 Trainingstage folgt immer ein Regenerationstag (nach dem Sie dann ausgeruht Ihre intensive Einheit einplanen können).

Bauen Sie in den Trainingsplan langfristig regelmäßig (mindestens einmal wöchentlich!) Dehn- und Gymnastikübungen sowie Stabilisationstraining für Rumpf und Füße ein!

# 10

# EXKURS: VERWANDTE VERLETZUNGEN

Die Plantarfasziitis bzw. der Fersensporn sind nicht die einzigen Verletzungen der unteren Extremitäten, die meist auf Überlastung basieren. In Fußnähe sind sowohl die Haglund-Ferse als auch die Achillessehnenentzündung Verletzungen, die durchaus als verwandt mit Plantarfasziitis/Fersensporn gesehen werden können.

## 10.1 Haglund-Ferse

Die Haglund-Ferse wird auch als „dorsaler Fersensporn" bezeichnet, da sie wie der Fersensporn einen verknöcherten Sehnenansatz im Bereich des Fersenbeins darstellt – in diesem Fall am Ansatzpunkt der Achillessehne.

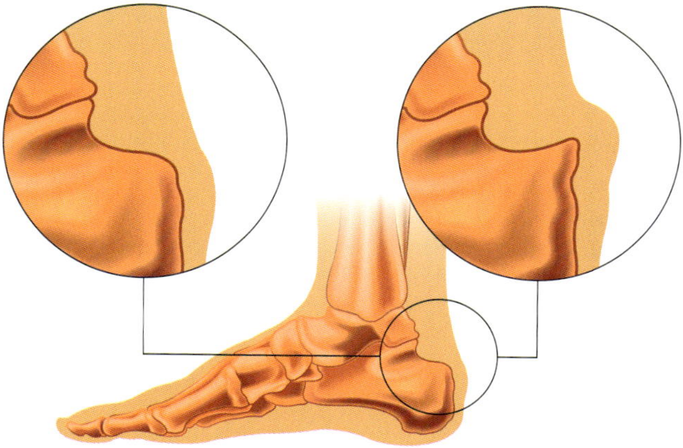


*Im Vergleich zur gesunden Ferse ist bei der Haglund-Ferse ein verknöcherter Sporn zu erkennen.*

Wie beim Fersensporn an der Fußsohle, dem plantaren Fersensporn, entsteht eine Haglund-Ferse oftmals aufgrund von Fußfehlstellungen und daraus resultierenden Überlastungen der beteiligten Muskeln und Sehnen. Allerdings kann die Verknöcherung, anders als beim plantaren Fersensporn, sehr wohl eine tragende Rolle bei der Schmerzentwicklung spielen. Äußerlich können sich Blasen und Rötungen bilden, innerlich jedoch kann sich durch die permanente Reizung der Schleimbeutel am Achillessehnenansatz entzünden, was enorm schmerzhaft sein kann.

Auf herkömmliche Weise wird die Haglund-Ferse oft mit Einlagen, Schmerzmitteln, der bereits erwähnten Stoßwellentherapie oder gar mit einer operativen Entfernung der Verknöcherung behandelt. Allerdings ist es auch bei einer Haglund-Ferse möglich, zunächst einmal eine Linderung der Beschwerden und eine nachhaltige Reduzierung der Schmerzursachen durch ein Trainingsprogramm anzustreben. Denn auch hier liegt die Ursache in geschwächter Fußmuskulatur und vergrößerter Zugspannung in Muskeln und Faszien in Wade, Achillessehnenbereich und Fußsohle. Das Stärken der Fußmuskulatur und ein Ausdehnen der rückwärtigen Muskulatur wird hierbei angewendet.

**! TIPP:**

Um eine Haglund-Ferse zu bekämpfen oder ihr vorzubeugen, helfen übrigens auch das Grundprogramm, die Übungen für die gesamte Körperrückseite und die Übungen für kräftige und gesunde Füße aus diesem Buch!

## 10.2 Achillessehnenschmerzen

Die Achillessehne ist die kräftigste und meistbelastete Sehne unseres Körpers. Sie verbindet die Wadenmuskulatur mit dem Fersenbein.

Vor allem unter Läufern gefürchtet sind Schmerzen in der Achillessehne, die von einer Reizung bis zu einer Entzündung reifen können. Hierbei ist das die Achillessehne umgebende Gleitgewebe oder der Ansatz der Achillessehne am Fersenbein betroffen.

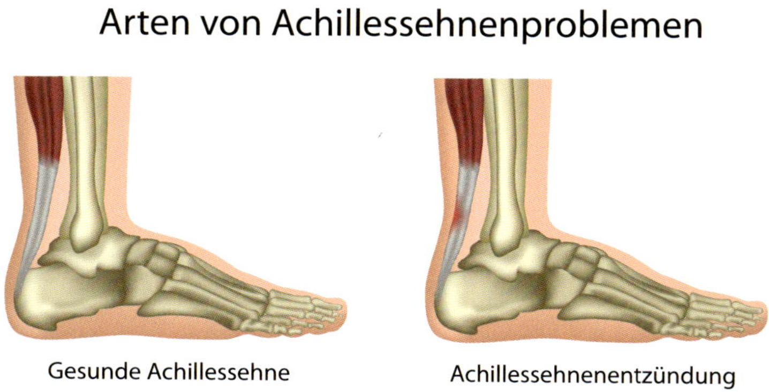


*Die Achillessehne, die Wadenmuskulatur und Fersenbein verbindet, wird hier in normalem und entzündetem Zustand abgebildet.*

Ursächlich für Schmerzen im Bereich der Achillessehne sind, wie bei einer Plantarfasziitis, in der Regel verkürzte, überlastete und unter verstärkter Spannung stehende Muskeln und Faszien im rückwärtigen Beinbereich, vor allem in der Wade. Dies kann unterschiedliche Gründe haben: Während einerseits beispielsweise hohe Schuhe oder bei Läufern ungeeignete Untergründe dazu beitragen können, stehen jedoch auch muskuläre Dysbalancen an vorderer Stelle. Zu schnelle Trainingssteigerung, schlecht ausgeprägte Fußmuskulatur und daraus resultierende Fehlstellungen und Fehlhaltungen beim Laufsport oder aber auch forciertes Laufen auf dem Vorfuß können die Wadenmuskulatur in große Spannung versetzen und die Achillessehne reizen.

Aufgrund der unnatürlich verkürzten Haltung der Achillessehne kann diese durch das Tragen von Schuhwerk mit hohen Absätzen Probleme bereiten!

Herkömmliche Behandlungsmethoden kommen uns bekannt vor: Kühlung, schmerz- und entzündungshemmende Medikamente, Trainingspause, die Ferse erhöhende Einlagen, Stoßwellentherapie. Kortisoninjektionen werden eher kritisch gesehen, da sie die Sehne schädigen und sogar einen Riss der Sehne begünstigen können.

Auch die Anregung, das Problem bei seiner Wurzel zu fassen, und schwache Muskulatur aufzubauen sowie überbeanspruchte Muskeln und Faszien durch gezieltes Training zu entspannen, kennen Sie bereits aus den vorangehenden Abschnitten dieses Buchs!

## ! TIPP:

Um Achillessehnenbeschwerden zu bekämpfen oder ihnen vorzubeugen, helfen übrigens auch das Grundprogramm, die Übungen für die gesamte Körperrückseite und die Übungen für kräftige und gesunde Füße aus diesem Buch!

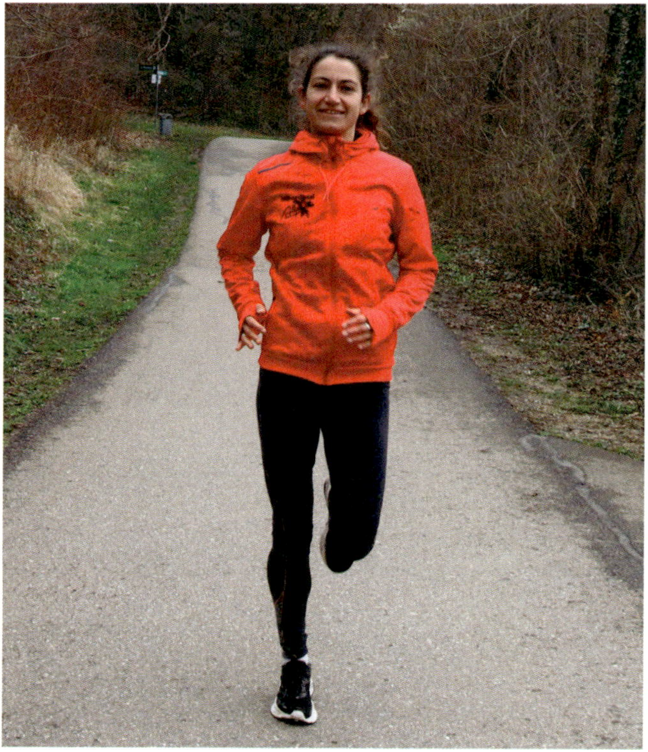

# 11 TRAININGSPLÄNE

## 11.1 Vorbemerkungen zu den Trainingsplänen

Im Folgenden finden Sie verschiedene Trainingspläne, mit deren Hilfe Sie Ihre Beschwerden bekämpfen und wieder in den Laufsport einsteigen können. Je nach Ihrem persönlichen Anspruch finden Sie Trainingspläne für Nichtsportler, Läufer, die zweimal, dreimal oder viermal pro Woche trainieren und in 12 Wochen wieder so weit kommen, dass diese in ihr gewohntes Training wieder einsteigen können.

## 11.2 Elemente der Trainingspläne

Folgende Elemente finden Sie in den Trainingsplänen:

### GP: Grundprogramm

Diese Übungen finden Sie in Kap. 3.

### KR: Kräftigung

Führen Sie jeweils drei ausgewählte Übungen aus Kap. 7 durch, wiederholen Sie Ihre Übungsfolge 2-3-mal.

Zusätzlich können Sie Kräftigungsübungen für Ihren Rumpf und Ihre Beine durchführen.

Beispielsweise eignen sich die folgenden Übungen (ebenfalls 2-3-mal wiederholt).

## Rückenstrecker

Im Vierfüßlerstand heben Sie ein Bein und einen Arm diagonal an, strecken sie und führen sie dann unter dem Körper wieder zusammen. Pro Seite 10-15-mal durchführen.

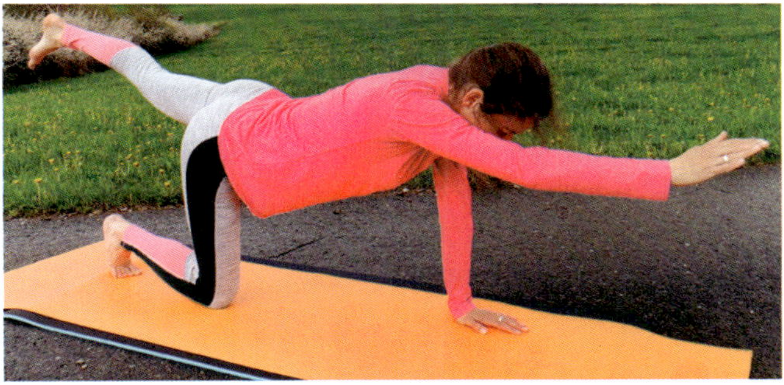

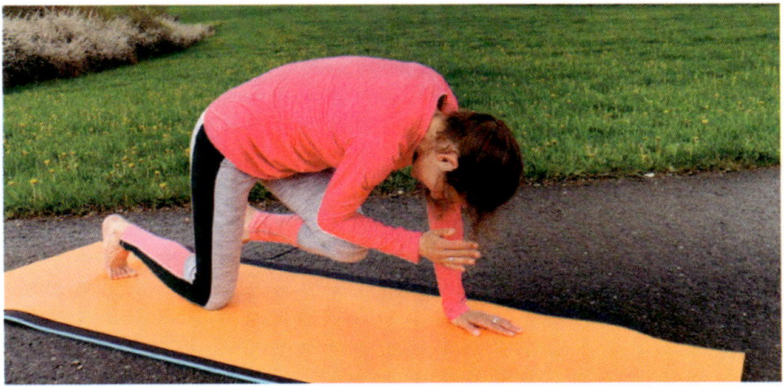

## Käfer

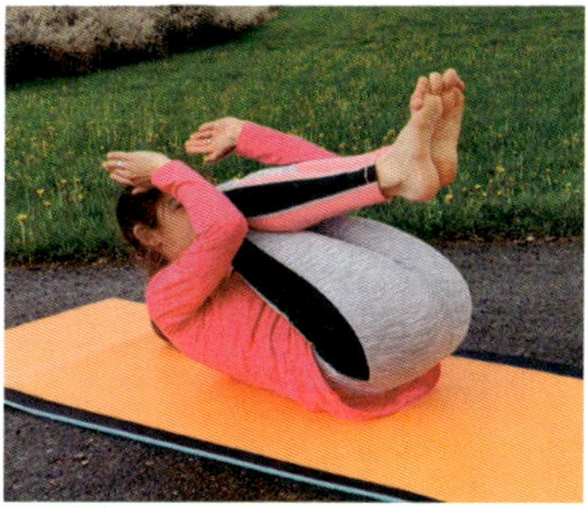

Aus der Rückenlage heben Sie Arme und Beine an und strecken sie. Dann führen Sie entweder diagonal je einen Arm und ein Bein zusammen oder beide Arme und beide Beine gleichzeitig, dann wieder strecken. 20-mal die Übung wiederholen.

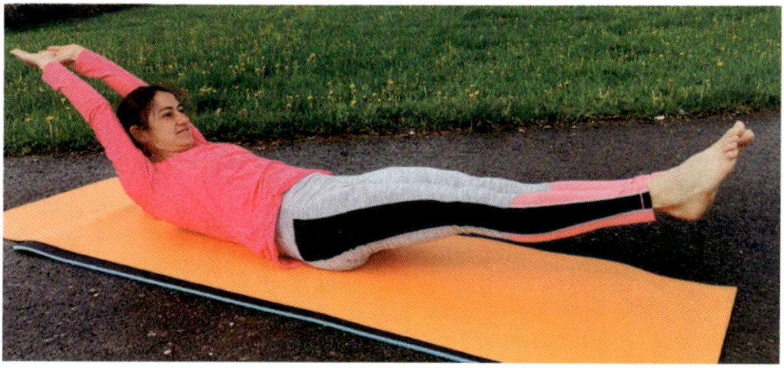

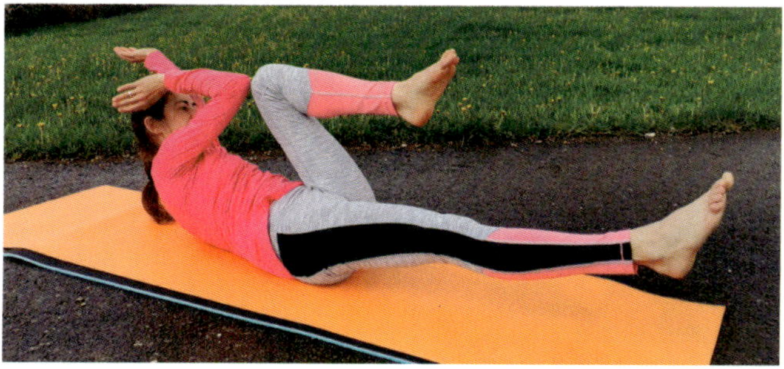

### Stützvarianten

Halten Sie Ihren Körper im Unterarmstütz gerade wie ein Brett. 20-40 Sekunden lang halten.

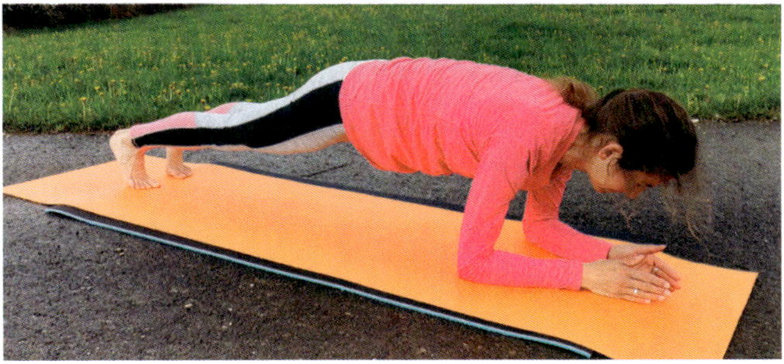

Dann gehen Sie in den Seitstütz und halten Ihren Körper gerade durchgestreckt. Jede Seite 20-40 Sekunden lang halten.

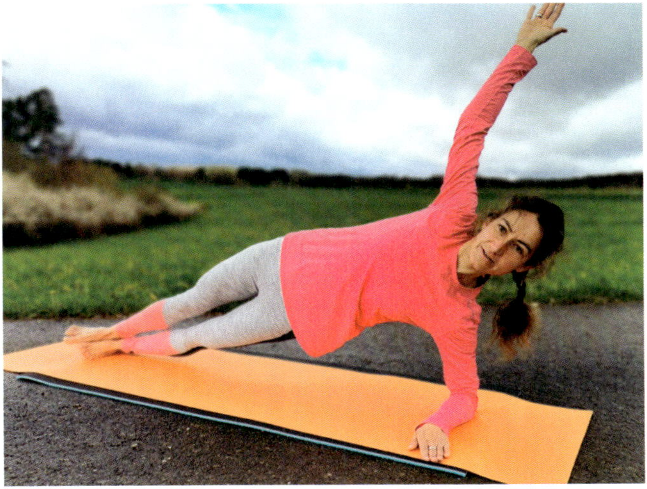

Abschließend gehen Sie in die Schulterbrücke - Achtung, den Po nicht hängen lassen! - und halten diese Position ebenfalls 20-40 Sekunden lang.

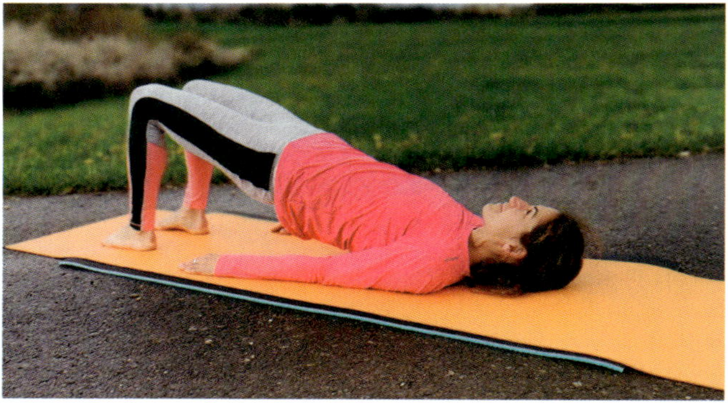

Wer mehr möchte, kann in der jeweiligen Stützvariante noch ein Bein anheben und senken.

## Ausfallschritt

Sie gehen in einen weiten Ausfallschritt, das vordere Knie ragt nicht über das Sprunggelenk hinaus! Dann senken Sie Ihren Körper langsam bis kurz über dem Boden ab, heben ihn langsam wieder an.

Je Seite 10-15 Wiederholungen absolvieren.

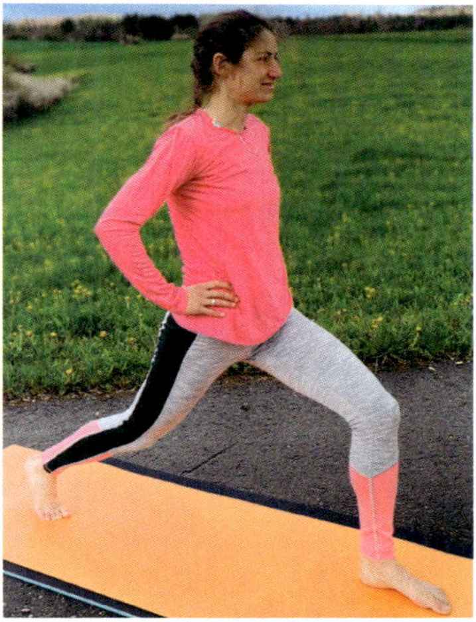

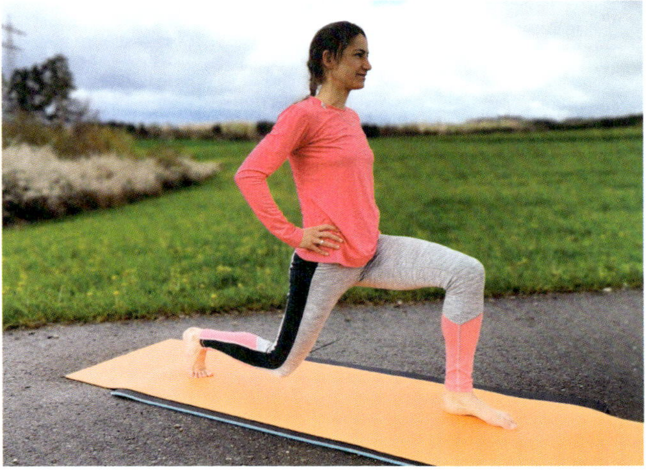

## DE: Dehnen

Führen Sie 2-3 Dehnübungen für die gesamte Rückenlinie aus Kap. 5 durch. Außerdem ist es ratsam, auch andere Muskelpartien zu dehnen, um Dysbalancen zu vermeiden.

Ergänzen Sie Ihr Dehnprogramm daher beispielsweise um folgende Übungen, die jeweils für etwa 30 Sekunden gehalten werden.

### Beinvorderseite

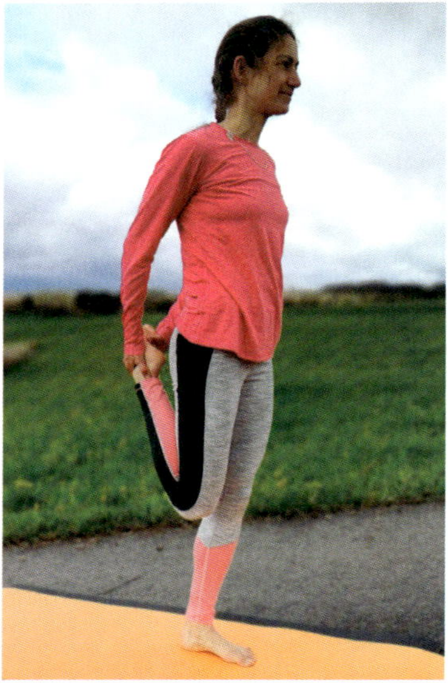

Im Stehen heben Sie ein Bein an, ziehen die Ferse zum Gesäß. Nicht in der Hüfte abknicken oder schief hängen!

Eine weitere mögliche Übung ist, einen sehr großen Ausfallschritt zu machen und den Oberkörper in der Hüfte nach vorne zu schieben. Fällt Ihnen die Balance schwer, dann setzen Sie das hintere Bein ab.

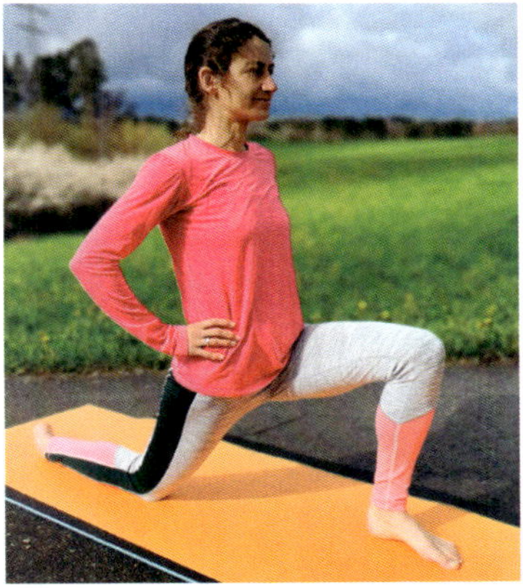

**Beinaußenseite**

Sie verlagern das Gewicht auf ein Bein, das andere Bein wird hinter dem Standbein abgelegt, der dazugehörige Arm über den Kopf angehoben. Ziehen Sie Ihre Seite lang.

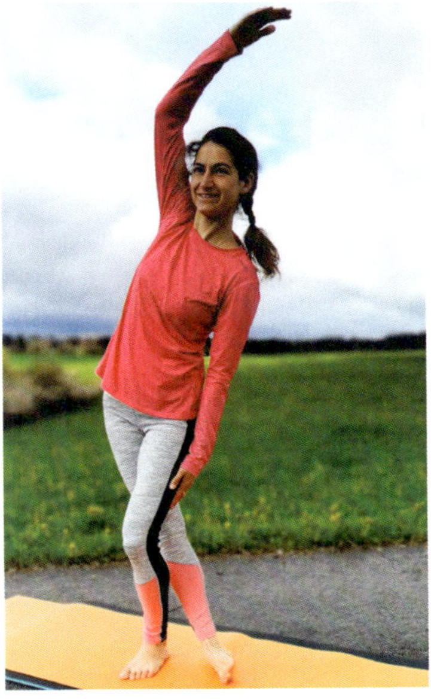

### Beininnenseite

Sie setzen sich, legen die Fußsohlen aneinander, ziehen diese möglichst nah an den Körper und versuchen, Ihre Knie möglichst weit zum Boden zu drücken.

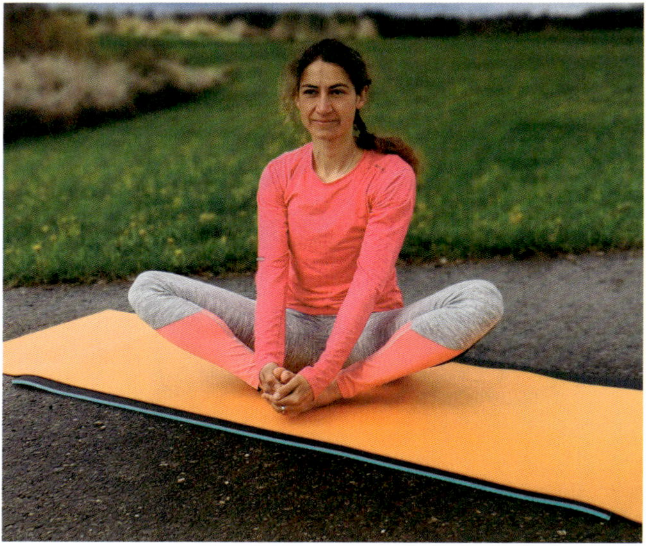

### BL: Barfußlauf

Eigentlich selbsterklärend: Die Schuhe ausziehen und barfuß gehen bzw. laufen.

### DL: Dauerlauf

Lockeres Laufen

### STGL: Steigerungslauf

Sie beginnen langsam und steigern Ihr Tempo bis fast auf Höchstgeschwindigkeit. Zwischen den einzelnen Steigerungsläufen traben Sie locker zurück.

## 11.3 Die Trainingspläne für Nichtsportler

Führen Sie folgendes Programm durch, solange die Schmerzen akut sind.

| Mo. | Di. | Mi. | Do. | Fr. | Sa. | So. |
|---|---|---|---|---|---|---|
| GP | GP | GP | GP | GP | GP | GP |

Klingen die Schmerzen ab, fahren Sie wie folgt fort. Erhalten Sie sich auch nach der Gesundung Trainingselemente in Ihrem Alltag, um erneuten Beschwerden vorzubeugen!

| Mo. | Di. | Mi. | Do. | Fr. | Sa. | So. |
|---|---|---|---|---|---|---|
| GP | BL + DE | GP | BL + DE | GP | BL+DE | GP |

## 11.4 Trainingspläne für Läufer mit zwei Trainingseinheiten pro Woche

Führen Sie folgendes Programm durch, solange die Schmerzen akut sind.

| Mo. | Di. | Mi. | Do. | Fr. | Sa. | So. |
|---|---|---|---|---|---|---|
| GP | GP | GP | GP | GP | GP | GP |

Verspüren Sie im Alltag und beim Gehen keine Schmerzen mehr, so können Sie wieder ein leichtes Training aufnehmen und sich, wie im folgenden Trainingsplan vorgeschlagen, steigern. Achten Sie darauf, zwischen den Trainingstagen mindestens einen, besser zwei Tage Pause einzulegen!

**Wichtig:** Führen Sie weiterhin täglich das Grundprogramm durch!

### Woche 1

| Trainingstag 1 | Trainingstag 2 |
|---|---|
| 2 km DL<br>5 min BL<br>DE | 3 km DL<br>KR<br>DE |

### Woche 2

| Trainingstag 1 | Trainingstag 2 |
|---|---|
| 2,5 km DL<br>5 min BL<br>DE | 3 km DL<br>KR<br>DE |

## Woche 3

| Trainingstag 1 | Trainingstag 2 |
|---|---|
| 3 km DL<br>5 min BL<br>DE | 3 km DL<br>KR<br>DE |

## Woche 4: Regenerationswoche

| Trainingstag 1 | Trainingstag 2 |
|---|---|
| 2 km DL<br>5 min BL<br>DE | 2 km DL<br>KR<br>DE |

## Woche 5

| Trainingstag 1 | Trainingstag 2 |
|---|---|
| 2,5 km DL<br>3 x 30 m STGL<br>5 min BL<br>DE | 3 km DL<br>KR<br>DE |

## Woche 6

| Trainingstag 1 | Trainingstag 2 |
|---|---|
| 2,5 km DL<br>3 x 40 m STGL<br>5 min BL<br>DE | 3 km DL<br>KR<br>DE |

### Woche 7

| Trainingstag 1 | Trainingstag 2 |
|---|---|
| 3 km DL<br>3 x 50 m STGL<br>5 min BL<br>DE | 3,5 km DL<br>KR<br>DE |

### Woche 8: Regenerationswoche

| Trainingstag 1 | Trainingstag 2 |
|---|---|
| 2 km DL<br>5 min BL<br>DE | 2,5 km DL<br>KR<br>DE |

### Woche 9

| Trainingstag 1 | Trainingstag 2 |
|---|---|
| 3 km DL<br>3 x 60 m STGL<br>5 min BL<br>DE | 3,5 km DL<br>KR<br>DE |

### Woche 10

| Trainingstag 1 | Trainingstag 2 |
|---|---|
| 3 km DL<br>3 x 70 m STGL<br>5 min BL<br>DE | 4 km DL<br>KR<br>DE |

## Woche 11

| Trainingstag 1 | Trainingstag 2 |
| --- | --- |
| 3 km DL<br>3 x 80 m STGL<br>5 min BL<br>DE | 4,5 km DL<br>KR<br>DE |

## Woche 12: Regenerationswoche

| Trainingstag 1 | Trainingstag 2 |
| --- | --- |
| 2,5 km DL<br>5 min BL<br>DE | 3 km DL<br><br>DE |

## 11.5 Trainingspläne für Läufer mit drei Trainingseinheiten pro Woche

Führen Sie folgendes Programm durch, solange die Schmerzen akut sind.

| Mo. | Di. | Mi. | Do. | Fr. | Sa. | So. |
|---|---|---|---|---|---|---|
| GP | GP | GP | GP | GP | GP | GP |

Verspüren Sie im Alltag und beim Gehen keine Schmerzen mehr, so können Sie wieder ein leichtes Training aufnehmen und sich, wie im folgenden Trainingsplan vorgeschlagen, steigern. Achten Sie darauf, zwischen den Trainingstagen mindestens einen Tag Pause einzulegen!

**Wichtig:** Führen Sie weiterhin täglich das Grundprogramm durch!

### Woche 1

| Trainingstag 1 | Trainingstag 2 | Trainingstag 3 |
|---|---|---|
| 2 km DL<br>5 min BL<br>DE | 3 km DL<br>KR<br>DE | 2 km DL<br>5 min BL<br>DE |

### Woche 2

| Trainingstag 1 | Trainingstag 2 | Trainingstag 3 |
|---|---|---|
| 2,5 km DL<br>5 min BL<br>DE | 3 km DL<br>KR<br>DE | 2 km DL<br>5 min BL<br>DE |

## Woche 3

| Trainingstag 1 | Trainingstag 2 | Trainingstag 3 |
|---|---|---|
| 3 km DL<br>5 min BL<br>DE | 3 km DL<br>KR<br>DE | 2,5 km DL<br>5 min BL<br>DE |

## Woche 4: Regenerationswoche

| Trainingstag 1 | Trainingstag 2 | Trainingstag 3 |
|---|---|---|
| 2 km DL<br>5 min BL<br>DE | 2 km DL<br>KR<br>DE | 2 km DL<br>5 min BL<br>DE |

## Woche 5

| Trainingstag 1 | Trainingstag 2 | Trainingstag 3 |
|---|---|---|
| 2,5 km DL<br>3 x 30 m STGL<br>DE | 3 km DL<br>KR<br>DE | 2,5 km DL<br>5 min BL<br>DE |

## Woche 6

| Trainingstag 1 | Trainingstag 2 | Trainingstag 3 |
|---|---|---|
| 2,5 km DL<br>3 x 40 m STGL<br>DE | 3 km DL<br>KR<br>DE | 3 km DL<br>5 min BL<br>DE |

### Woche 7

| Trainingstag 1 | Trainingstag 2 | Trainingstag 3 |
|---|---|---|
| 3 km DL<br>3 x 50 m STGL<br>DE | 3,5 km DL<br>KR<br>DE | 3,5 km DL<br>5 min BL<br>DE |

### Woche 8: Regenerationswoche

| Trainingstag 1 | Trainingstag 2 | Trainingstag 3 |
|---|---|---|
| 2 km DL<br>5 min BL<br>DE | 2,5 km DL<br>KR<br>DE | 2,5 km DL<br>DE |

### Woche 9

| Trainingstag 1 | Trainingstag 2 | Trainingstag 3 |
|---|---|---|
| 3 km DL<br>3 x 60 m STGL<br>DE | 3,5 km DL<br>KR<br>DE | 3,5 km DL<br>5 min BL<br>DE |

### Woche 10

| Trainingstag 1 | Trainingstag 2 | Trainingstag 3 |
|---|---|---|
| 3 km DL<br>3 x 70 m STGL<br>DE | 4 km DL<br>KR<br>DE | 4 km DL<br>5 min BL<br>DE |

## Woche 11

| Trainingstag 1 | Trainingstag 2 | Trainingstag 3 |
|---|---|---|
| 3 km DL<br>3 x 80 m STGL<br>DE | 5 km DL<br>KR<br>DE | 4 km DL<br>5 min BL<br>DE |

## Woche 12: Regenerationswoche

| Trainingstag 1 | Trainingstag 2 | Trainingstag 3 |
|---|---|---|
| 3 km DL<br>5 min BL<br>DE | 2 km DL<br>KR<br>DE | 3 km DL<br>DE |

## 11.6 Trainingspläne für Läufer mit vier Trainingseinheiten pro Woche

Führen Sie folgendes Programm durch, solange die Schmerzen akut sind.

| Mo. | Di. | Mi. | Do. | Fr. | Sa. | So. |
|---|---|---|---|---|---|---|
| GP | GP | GP | GP | GP | GP | GP |

Verspüren Sie im Alltag und beim Gehen keine Schmerzen mehr, so können Sie wieder ein leichtes Training aufnehmen und sich, wie im folgenden Trainingsplan vorgeschlagen, steigern. Achten Sie darauf, zwischen den Trainingstagen Pausentage einzulegen und nicht alle Trainingstage auf aufeinanderfolgende Tage zu legen!

**Wichtig:** Führen Sie weiterhin täglich das Grundprogramm durch!

### Woche 1

| Trainingstag 1 | Trainingstag 2 | Trainingstag 3 | Trainingstag 4 |
|---|---|---|---|
| 2,5 km DL<br>5 min BL<br>DE | 3 km DL<br>KR<br>DE | 2,5 km DL<br>5 min BL<br>DE | 2,5 km DL<br>DE |

### Woche 2

| Trainingstag 1 | Trainingstag 2 | Trainingstag 3 | Trainingstag 4 |
|---|---|---|---|
| 3 km DL<br>5 min BL<br>DE | 3 km DL<br>KR<br>DE | 2,5 km DL<br>5 min BL<br>DE | 3 km DL<br>DE |

## Woche 3

| Trainingstag 1 | Trainingstag 2 | Trainingstag 3 | Trainingstag 4 |
|---|---|---|---|
| 3,5 km DL<br>5 min BL<br>DE | 3 km DL<br>KR<br>DE | 3 km DL<br>5 min BL<br>DE | 3 km DL<br>DE |

## Woche 4: Regenerationswoche

| Trainingstag 1 | Trainingstag 2 | Trainingstag 3 | Trainingstag 4 |
|---|---|---|---|
| 2,5 km DL<br>5 min BL<br>DE | 2 km DL<br>KR<br>DE | 2,5 km DL<br>5 min BL<br>DE | 2 km DL<br>DE |

## Woche 5

| Trainingstag 1 | Trainingstag 2 | Trainingstag 3 | Trainingstag 4 |
|---|---|---|---|
| 3 km DL<br>3 x 30 m STGL<br>5 min BL<br>DE | 3 km DL<br>KR<br>DE | 3 km DL<br>5 min BL<br>DE | 3 km DL<br>DE |

## Woche 6

| Trainingstag 1 | Trainingstag 2 | Trainingstag 3 | Trainingstag 4 |
|---|---|---|---|
| 3 km DL<br>3 x 40 m STGL<br>5 min BL<br>DE | 3,5 km DL<br>KR<br>DE | 3 km DL<br>5 min BL<br>DE | 3,5 km DL<br>DE |

### Woche 7

| Trainingstag 1 | Trainingstag 2 | Trainingstag 3 | Trainingstag 4 |
|---|---|---|---|
| 3 km DL<br>3 x 50 m STGL<br>5 min BL<br>DE | 4 km DL<br>KR<br>DE | 3,5 km DL<br>5 min BL<br>DE | 4 km DL<br>DE |

### Woche 8: Regenerationswoche

| Trainingstag 1 | Trainingstag 2 | Trainingstag 3 | Trainingstag 4 |
|---|---|---|---|
| 2 km DL<br>5 min BL<br>DE | 3 km DL<br>KR<br>DE | 3 km DL<br>DE | 2 km DL<br>5 min BL<br>DE |

### Woche 9

| Trainingstag 1 | Trainingstag 2 | Trainingstag 3 | Trainingstag 4 |
|---|---|---|---|
| 3 km DL<br>3 x 60 m STGL<br>5 min BL<br>DE | 4 km DL<br>KR<br>DE | 3,5 km DL<br>5 min BL<br>DE | 4 km DL<br>DE |

### Woche 10

| Trainingstag 1 | Trainingstag 2 | Trainingstag 3 | Trainingstag 4 |
|---|---|---|---|
| 3,5 km DL<br>3 x 70 m STGL<br>5 min BL<br>DE | 4 km DL<br>KR<br>DE | 4 km DL<br>5 min BL<br>DE | 4,5 km DL<br>DE |

## Woche 11

| Trainingstag 1 | Trainingstag 2 | Trainingstag 3 | Trainingstag 4 |
|---|---|---|---|
| 3,5 km DL<br>3 x 80 m STGL<br>5 min BL<br>DE | 5 km DL<br>KR<br>DE | 4 km DL<br>5 min BL<br>DE | 5 km DL<br>DE |

## Woche 12: Regenerationswoche

| Trainingstag 1 | Trainingstag 2 | Trainingstag 3 | Trainingstag 4 |
|---|---|---|---|
| 3 km DL<br>5 min BL<br>DE | 3 km DL<br>DE | 3 km DL<br>KR<br>DE | 3 km DL<br>DE |

# ANHANG

## 1 Literatur

Arndt, S. (2019). *Endlich frei von Fußschmerzen.* München: Gräfe und Unzer.

Huch, R. & Bauer, C. (2003). *Mensch – Körper - Krankheit. Anatomie, Physiologie, Krankheitsbilder.* Amsterdam: Urban & Fischer Verlag/Elsevier.

Kiesling, G. (2018). *Physiotherapie für zu Hause.* München: Riva.

Larsen, C., Zürcher, S. & Altmann, J. (2019). *Medical Running.* Stuttgart: Trias Verlag.

Marquardt, M. (2012). *Die Laufbibel.* Hamburg: Spomedis.

Marquardt, M. (2017). *natural running. Schneller, leichter, schmerzfrei.* Spomedis, Hamburg.

Stechmann, K. (2016). *Faszien selbst behandeln.* Berlin: KVM.

## Internet

www.achilles-running.de

www.liebscher-bracht.com/schmerzlexikon

## 2 Bildnachweis

Coverfoto: © AdobeStock

Autorenfoto: © Simon Schneider

Covergestaltung: Annika Naas

Abbildungen: S. 15-24, 27-30, 88, 90: © AdobeStock

Fotos Innenteil: S. 11-13, 33 © AdobeStock
S. 7, 9, 14, 65, 75, 78, 79, 80, 81, 82, 83, 92 © Simon Schneider
alle übrigen Bilder: © Ricarda Rapp

Innenlayout: Annika Naas

Satz: info@satzstudio-hilger.de

Lektorat: Dr. Irmgard Jaeger

Projektleitung: Riccardo Rip